CBRNE 事態の一般的概念

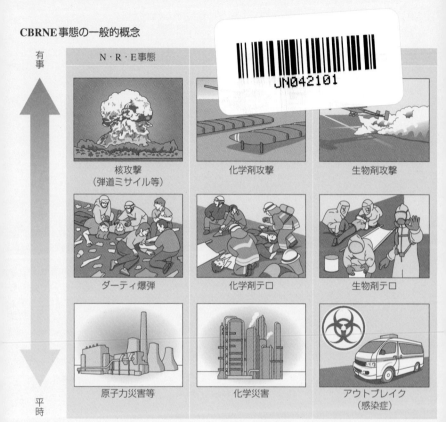

有事

N・R・E事態

核攻撃
(弾道ミサイル等)

化学剤攻撃

生物剤攻撃

ダーティ爆弾

化学剤テロ

生物剤テロ

原子力災害等

化学災害

アウトブレイク
(感染症)

平時

C：chemical（化学剤） B：biological（生物剤） R：radiation（放射線） N：nuclear（核） E：explosive（爆弾）.

化学剤，生物剤，放射線・核，爆弾

CBRNE
テロ・災害対処
ポケットブック

編集主幹 | **箱崎　幸也** 元 自衛隊中央病院

編著 | **小井土　雄一** 国立病院機構災害医療センター臨床研究部 厚生労働省DMAT事務局
作田　英成 元 自衛隊中央病院
鈴木　澄男 元 東京消防庁
中村　勝美 元 陸上自衛隊研究本部総合研究部第2研究課特殊武器研究室

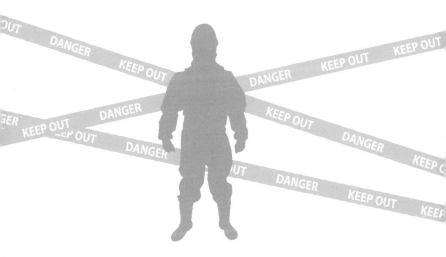

診断と治療社

序

　わが国で発生した松本(1994)，東京地下鉄(1995)両サリン事件は，全世界に市民に対する化学剤テロの脅威が現実のものであることを証明した．各国がテロ対策の重要性を再認識する"ウェイクアップコール(目覚まし)"になった．この事案以降，わが国の化学剤テロをはじめCBRNEテロ対処が本格的に始まったが，現時点では諸外国と比較しCBRNEテロ・災害対処が先行しているとは言い難い．東西冷戦が終結し世界全体の不透明感や不安定が増幅し，21世紀は「テロの時代」といわれている．

　21世紀に入ってからの20年余りでも，米国の同時多発テロ(2001)に続いた炭疽菌テロ，2009年には新型インフルエンザ，2011年東日本大震災後の福島原子力発電所事故と，矢継ぎ早の大規模CBRNEテロ・災害が発生した．さらに近年，ボストンマラソン爆弾テロ事件(2013)，マンチェスター・アリーナ爆発事件(2017)，スペイン連続爆発物テロ事件(2017)など爆弾テロ事件が多発しているが，なかでも世界中を震撼させたのが化学兵器を使用したテロ・暗殺事案であった．2017年2月マレーシアの国際空港でのVXを使用した暗殺事件，同年4月シリア北部イドリブ県で子ども25人を含む83人が死亡したサリンを使用した空爆事案，さらに2018年3月，英国でロシアの元諜報員と娘へ第四世代化学剤のノビチョクを使用した暗殺未遂事件が特筆される．VX(日本での使用例あり)・ノビチョクともに従来まで公然と使用されることはなく，新たなテロへの緊急対抗策が求められている．

　テロリズムは，「特定のグループが政治的，宗教的，観念的に目的を追求するために，一般市民や社会全体に対し恐怖・不安・動揺を与え支配を目論んで，非合法の暴力や軍事力を行使し国内外の公共的安全を意図的に損なう現象」である．2001年9月の炭疽菌テロでは，炭疽菌入りの封筒に"09-11-01……You can't stop us. We have this anthrax. You die now. Are you afraid?"と記載されていた．テロリストの目的はこの言葉によく表現されており，大量殺戮より社会不安からパニックを増幅させ人々に恐怖を与えることである．単なるCBRNEテロ・災害対処だけでなく，リスク・コミュニケーションを取り入れた社会全体での包括的な対応も緊要となる．

　複雑で新たなテロ事案が発生していることや，2020東京オリンピック・パラリンピック開催に向けて，本書は『NBCテロ・災害対処　ポケットブック』(2013)を基に，最新の知見や知識を取り込み大幅な改訂を行った．化学剤テロ対処では，米国政府が開発し全世界に無料で公開されているChemical

Hazards Emergency Medical Management（CHEMM）を詳細に紹介している．そのなかのCHEMM-ISTでは，リアルタイムでの各種化学剤の推定が可能であり，迅速な剤種の推定/同定は救命率を大幅に向上させる．さらにCHEMMと関連したPrimary Response Incident Scene Management（PRISM）の科学的根拠による最新除染法も紹介している．生物剤テロ対処では検査室との連携による早期診断，核・放射線テロ対処では初動対応要員の被ばく限度基準の見直し，爆弾テロ対処では止血帯（ターニケット）などの新たな項目を追加し内容を充実した．

本書の目的は，消防・警察・自衛隊・医療従事者だけでなく行政の危機管理担当者などに対して，テロ・災害発生時に「これだけは知っていなければならない」という基本的な概念や知識を提供するものである．特にテロ・災害現場での，対応要領や簡潔な診断・治療手段を記載した．

CBRNEテロ・災害対応は事象が多種多様であり，現場では本書の基本的な知識や技量を基に，常によりよい対処方法を検討・実行していくことが重要である．お気づきの点やご意見を出版社までお寄せいただけると幸いである．

本書が，CBRNEテロ・災害対応に携わる関係者の方達にとって必携の参考書となることを願ってやまない．

・謝辞・

本書の作成にあたり，貴重なご意見を頂戴した国際医療福祉大学　鈴木　元先生，元　陸上自衛隊化学学校副校長　岩熊真司氏や他の多くのCBRNEテロ・専門家の方々にこの場を借りて深謝申し上げる．また，本書の社会的必要性を賢察され，出版にご尽力いただいた（株）診断と治療社の堀江康弘，土橋幸代, 寺町多恵子, 長野早起の各氏のご支援と励ましに深謝申し上げる．本書がまがりなりにも一応の体裁を整え，上梓に漕ぎ着けたのはすべて各氏のご助言・ご指導の賜物である．

2020年1月

箱崎　幸也

序（前書）

　わが国における松本（1994），東京地下鉄（1995）両サリン事件は，全世界に市民に対する化学剤テロの脅威が現実のものであることを証明した．各国がテロ対策の重要性をあらためて認識する"ウェイクアップコール（目覚まし）"になった．21世紀の10年余でも，米国の同時多発テロ（2001）に続く炭疽菌テロ，2009年には新型インフルエンザ，2011年には東日本大震災後の福島原子力発電所事故など，矢継ぎ早の生物・化学・放射線（NBC）テロ・災害は全世界の人々を震撼させた．2013年8月にシリアで化学兵器が内戦で使用され，国連事務総長は安保理加盟国に対し「国連調査団は，シリアで収集した環境的，化学的，医学的サンプルから神経ガスのサリンが使用されたとの明確かつ確固たる証拠を示した．」と報告した．

　国際社会では現在，さまざまな形で生物・化学・放射線（NBC）テロ対策に取組んでいるが，テロ対策先進国の米国においてさえ課題は多く備えは万全でない．今後世界情勢は，複雑化，不安定化の方向に進みつつあり，何時，何処でもNBCテロ・災害など不測の事態が起こる可能性がある．また，我が国では以前から化学工場プラント火災で塩素ガスの漏出事案などが続発しており，2009年には英国などでアヘン注射に伴う注射炭疽患者の集団発生など，テロ・災害だけでなく日常生活の中にもNBC類似事案は混在している．

　化学工場火災なども含めたNBCテロ・災害では，医師・看護師の医療従事者だけでなく事案に最初に対応する消防職員・警察官・自衛隊員が，NBCテロ・災害に対応可能にする必要最小限の知識・技量を有することが極めて重要である．2008年5月に「必携　NBCテロ対処ハンドブック」が作成され，多くの方々に購読され，多少なりとも我が国のテロ対処能力向上に貢献してきた．しかし，「必携　NBCテロ対処ハンドブック」は分野が多岐にわたり専門分野も多く，NBCテロ・災害の頻度は少ないなか初動対応関係者が多忙な日常業務の中でNBCテロ・災害に精通するのは困難である．初動対応関係者がNBCテロ・災害現場に出向く場面で，素早い再認識にて的確に対応できる簡易版のポケットブックが求められた．

　2020年東京オリンピック・パラリンピック開催が決定してから，NBCテロ・災害対応が急務であり，各方面からポケットブック出版の要望が多く寄せられた．この要望に応えるために，今回「NBCテロ・災害対応ポケットブック」を作成に至った．このテキストの目的は，消防・警察・自衛隊・医療従事者だけでなく行政機関の危機管理担当者などに対して，テロ・災害発生時

の「これだけは知っていなければならない」という基本的な概念や知識を提供するものである．特に災害現場での，対応要領や簡潔な診断・治療手順を記載した．

　NBCテロ・災害対応は事象が多様であり，現場では本書の基本的な知識や技量を基に，常によりよい対応方法を検討していくことが重要と考えられる．今後も，本書をたたき台としながら，新たな知見や情報を加えつつバージョンアップしていきたいと願っている．お気づきの点やご意見を出版社までお寄せいただけると幸いである．

　本書が，NBCテロ・災害対応に携わる関係者の方達にとって必携の参考書となることを願ってやまない．

・謝辞・

　本書の作成にあたっては，貴重なご意見を頂戴した国際医療福祉大学鈴木　元先生や他の多くのNBCテロ・災害専門家の方々に，この場をお借りして深く感謝申し上げる．また，本書の社会的必要性を賢察され，出版にご尽力いただいた（株）診断と治療社の堀江康弘，日野秀規両氏のご支援と励ましに深謝申し上げる．本書がまがりなりにも一応の体裁を整え，上梓に漕ぎ着けたのは全て両氏のご助言・ご指導の賜物である．

2013年12月

箱崎　幸也

―第2刷に際して―

　米国保健福祉省では化学剤テロへ対処として，Chemical Hazards Emergency Medical Management（http://chemm.nlm.nih.gov/about.htm）を作成し広く公開している．初動対応要員だけでなく病院医療者へ，検知・除染・診断・治療などを詳しく解説している．特に症状（意識レベル，縮瞳，痙攣など11項目）を入力すれば，リアルタイムに神経剤，窒息剤，血液剤などの推定が可能である．有用性の高い化学剤対処ツールであり，今後わが国でも大いに活用されることが期待される．

2016年2月

箱崎　幸也

CONTENTS

CBRNE事態の一般的概念 ……………………………………………………… 前見返し

序 ………………………………………………………………………………………… ii

序(前書) ………………………………………………………………………………… iv

執筆者一覧 ……………………………………………………………………………… xi

1 現場でのCBRNEテロ・災害対処の基本   1

A   CBRNEテロ・災害とは ……………………………………………………… 2

B   CBRNEテロ・災害の蓋然性 ………………………………………………… 3

C   CBRNEテロ・災害の曝露形式 ……………………………………………… 3

D   活動要領 ………………………………………………………………………… 3

1)事象の把握(通報からの情報収集,出動,現場到着)…4   2)事前計画に基づく活動(目標設定から策定,見直し)…7   3)現場到着時の活動(主に消防における化学剤対応),ゾーニングの設定…9   4)自己防御:個人防護装備(PPE)の選定…13   5)原因物質の推定・特定・検知…16   6)ホットゾーンからの傷病者の誘導・救助…17   7)初動対応要員の安全管理…17   8)トリアージ…18   9)除染(全般)…20   10)事案現場での初期対応マネージメント「Primary Response Incident Scene Management (PRISM)」の概要…25   11)生物剤除染…33   12)放射性物質の除染…34

E   現地連携モデル ………………………………………………………………… 34

付録A   原因物質が特定された場合のホットゾーン内での身体防護措置選択例…37

付録B   現場における危険物質のサンプル保存方法(冷蔵または冷凍)…37

付録C   消防機関における活動体系の一例…38

付録D   CBRNEテロ・災害時における基本的除染要領…39

2 化学剤   41

A   主な化学剤 ……………………………………………………………………… 41

B   化学剤の物理的特性 …………………………………………………………… 42

C   気象条件などによる化学剤の影響 ………………………………………… 43

D   化学剤の曝露経路 ……………………………………………………………… 44

E 化学剤の毒性の強さを表す指標 ‥‥‥‥‥‥‥‥‥‥‥‥‥‥‥‥‥‥‥‥‥ 45

F 化学剤の検知 ‥‥‥‥‥‥‥‥‥‥‥‥‥‥‥‥‥‥‥‥‥‥‥‥‥‥‥‥‥ 45

1)臭いでの検知…46   2)現場での化学剤検知器材…47   3)症状からの化学剤の特定…47

G CHEMMによる化学剤の推定 ‥‥‥‥‥‥‥‥‥‥‥‥‥‥‥‥‥‥‥‥ 50

1)CHEMM-ISTの概要…50   2)CHEMM-IST活用時の留意事項…54

H 化学剤に対する防護 ‥‥‥‥‥‥‥‥‥‥‥‥‥‥‥‥‥‥‥‥‥‥‥‥ 55

I 化学剤の除染 ‥‥‥‥‥‥‥‥‥‥‥‥‥‥‥‥‥‥‥‥‥‥‥‥‥‥‥ 56

1)人の除染…56   2)除染の優先順位…56   3)地域の除染…56

J 医療機関での除染 ‥‥‥‥‥‥‥‥‥‥‥‥‥‥‥‥‥‥‥‥‥‥‥‥‥ 57

1)病院前除染…57   2)基本的な活動要領…57   3)医療機関での対応の基本…58

4)汚染区域(救急外来の前)での活動…58   5)非汚染区域(救急外来)での活動…58

K テロ・災害現場での医療行為 ‥‥‥‥‥‥‥‥‥‥‥‥‥‥‥‥‥‥‥ 59

1)化学剤傷病者における治療の優先順位(MARCH)…59

L 化学剤各論 ‥‥‥‥‥‥‥‥‥‥‥‥‥‥‥‥‥‥‥‥‥‥‥‥‥‥‥‥ 59

1)神経剤〔タブン(GA),サリン(GB),ソマン(GD),VX,ノビチョク〕…59

2)びらん剤(マスタード,ルイサイト,ホスゲンオキシム)…66   3)窒息剤(ホスゲン,塩素等)…71   4)血液剤(シアン化水素,塩化シアン等)…73

5)無傷害(低致死性)化学剤…75

M 意図的な化学災害 ‥‥‥‥‥‥‥‥‥‥‥‥‥‥‥‥‥‥‥‥‥‥‥‥‥ 78

1)過去の大規模な化学災害…79   2)テロリストによるICDの特徴…79

付録A 化学剤の要点…81

付録B 化学剤曝露 自己チェックリスト…82

付録C CHEMMの紹介…83

付録D 化学剤の世代分類…84

付録E オピオイド剤を用いたテロ事案…84

付録F 化学剤テロ・災害の患者救命のフローチャート…85

3 生物剤   86

A 生物剤とは ‥‥‥‥‥‥‥‥‥‥‥‥‥‥‥‥‥‥‥‥‥‥‥‥‥‥‥‥ 86

B 生物剤テロ・災害の特性 ‥‥‥‥‥‥‥‥‥‥‥‥‥‥‥‥‥‥‥‥‥ 86

1)生物剤テロに使用される微生物や毒素の条件…87   2)生物剤の散布

システム…88　　3)生物剤テロの曝露形式…89　　4)アウトブレイクの原因の鑑別(自然発生か，生物剤テロか)…89

C　生物剤の人体への侵入経路と防護策 ……………………………………… 89
1)生物剤の散布経路別の防護策…90　　2)初動対応要員の防護・管理…90
3)生物剤の検知…91　　4)生物剤の防護…91　　5)標準的感染制御法(standard precautions for infection control)…91

D　生物剤の除染 …………………………………………………………………… 93
1)除染の実施要領(研究施設等で生物剤テロ・災害が発生した場合)…93
2)物品・建物の生物学的除染…94

E　生物剤テロ・災害発生時の対応 ……………………………………………… 95
1)生物剤テロ・災害発生の想定…95　　2)生物剤テロ・災害の対応活動の注意点…95　　3)生物剤曝露(公然攻撃)時の対応の活動要領…95　　4)病原体貯蔵・取扱施設での生物剤テロ・災害発生時の活動要領(白い粉などの散布時も含む)…97

F　生物剤曝露の患者の医療対応 ………………………………………………… 98
1)症候からの生物剤の推定…98　　2)生物剤の培養・グラム染色による診断アルゴリズム…98　　3)生物剤曝露者の搬送…98　　4)生物剤曝露者への治療…98
5)生物剤テロ・災害に対する心理的影響…100

G　生物剤各論 …………………………………………………………………… 100
1)天然痘(smallpox)…100　　2)炭疽(anthrax)…104　　3)ペスト(plague)…106
4)野兎病(ツラレミア)…106　　5)ウイルス性出血熱…107

H　生物毒 ………………………………………………………………………… 109
1)ボツリヌス毒素…110　　2)ブドウ球菌エンテロトキシンB(SEB)…111
3)リシン…112　　4)トリコセシンマイコトキシン(T2)…113

付録A　米国保健福祉省/農業省による第1類生物剤の特徴と事例…116
付録B　主な生物剤関連疾患の治療・予防…118
付録C　炭疽菌等の汚染のおそれのある郵便物への対応…119

4　核・放射線　　　　　　　　　　　　　　　　　　　　　　　　　120

A　核/放射線テロ・災害の基礎知識の重要性 …………………………………… 120
1)放射線事故の場所・種類…120　　2)放射性物質と放射線…121　　3)被ばく(外部・内部)と汚染…121　　4)放射線の種類…122　　5)放射線の単位…124

B　被ばく防護 …………………………………………………………………… 125
1)外部被ばく防護の3原則…125　　2)外部被ばく防護の3原則に沿った被ばく

防護の原則…126　　　3)汚染防護の原則(主に内部被ばく対策)…127

4)初動対応要員の被ばく限度基準…128　　　5)初動対応要員の被ばく限度の

考え方…128　　　6)放射線被ばく管理(測定器の活用)…129

C　初動対応(要員)の活動フロー ───────────────────── **130**

1)基本方針…130　　　2)初動対応(要員)の活動フローの留意事項…132

3)テロ時の放射線学的な境界線設定指標…134　　　4)ゾーニングと空間線量率測

定の実践…135　　　5)初動対応要員の被ばく・汚染時の措置…137

6)トリアージ(大量に被ばくした者が多数発生した場合の対応)…138

D　放射性物質の除染 ──────────────────────────── **138**

1)除染の基本的な考え方…139　　　2)放射性物質の除染要領…139

3)汚染された皮膚除染の基本…140　　　4)傷病者除染所の概要…140

5)初動対応要員の除染所…142　　　6)設備および建造物の放射性物質汚染の

除染…142　　　7)除染の証明・目標…142　　　8)救助活動終了時の確認事項…142

E　被ばくによる人体への影響 ───────────────────── **144**

1)被ばくした初動対応要員への留意点…144　　　2)慢性および間欠的な被ばく

症候群…147　　　3)血液検査所見から全身被ばく線量を推定…147　　　4)生物学

的線量測定と放射線災害管理…148

F　体内(内部)汚染の除染 ────────────────────── **149**

1)内部汚染の薬物療法…149　　　2)甲状腺・消化管の内部汚染(ヨウ素131とセ

シウム134, 137)…152　　　3)甲状腺への取り込み防止(安定ヨウ素剤)…152

4)消化管からの除去(主にセシウム)…153

G　医療機関での被ばく医療 ───────────────────── **154**

1)診断のポイント…154　　　2)治療に関する考慮点…155　　　3)医療機関での除

染(創傷の除染)…155　　　4)核/放射線テロ・災害傷病者処置時の医療従事者の

装備…155　　　5)医療機関での除染室の望ましい条件…156

付録A　内部汚染物質の放射性核種…157

付録B　放射性同位元素運搬車両の事故時の被ばく・汚染管理のフローチャート…158

付録C　放射線被ばく傷病者の医学的アッセイ…159

付録D　核災害の医学的留意点①…160

付録E　核災害の医学的留意点②…161

付録F　放射性物質の汚染を受けた初動対応要員への除染手順…162

付録G　放射能汚染者のチェックリスト(例)…166

5 　爆弾テロ　　168

A 　爆弾テロの特性 ······························· 168
1) 爆発および影響因子…168　　2) 徴候・検知…169　　3) 情報収集の
ポイント…169　　4) 自己防御のポイント〈爆発音や閃光を感じた時の対応〉…170
5) ゾーニング…170　　6) トリアージ…170　　7) 爆弾テロ時の病院での対応…171

B 　爆発による傷害 ······························· 171
1) 損傷メカニズムによる爆傷分類…171　　2) 一次爆傷における外傷性損傷(鼓膜,
肺, 腸管)…172　　3) 爆傷の特性…173　　4) 複合損傷…173　　5) 熱傷…173
6) 中毒…174

C 　爆弾テロ現場での救援上の留意点 ··············· 174
D 　爆傷への医療対応のポイント ··················· 175
E 　爆傷患者への実際の診療 ······················· 176
1) プライマリーサーベイ(ABCDEアプローチ)…176　　2) セカンダリー
サーベイ…177

F 　大量出血時の処置 ····························· 179
1) ターニケットの使用方法…179

6 　中毒　　182

A 　対応の基本 ··································· 182
B 　化学剤・中毒起因物質の検索ツール ············· 183
C 　診察・救急処置 ······························· 183
1) 救急救命処置…183　　2) 問診…186　　3) 身体所見…186　　4) 検査所見…186
D 　治療 ··· 188
1) 除去…188　　2) 中和(解毒剤・拮抗剤)…191　　3) 対症療法…193
E 　薬毒物迅速検査法 ····························· 194
1) 分析が有用な中毒起因物質15品目…194
F 　CBRNEテロが疑われる場合 ··················· 194
付録A 　日本中毒情報センター…197

参考文献 ··· 198
索引 ··· 199

執筆者一覧

編集主幹
- **箱崎幸也**　医療法人社団元気会横浜病院
（元 自衛隊中央病院）

編著
- **小井土雄一**　国立病院機構災害医療センター臨床研究部　厚生労働省
DMAT 事務局
- **作田英成**　蒲田リハビリテーション病院
（元 自衛隊中央病院）
- **鈴木澄男**　元 東京消防庁
- **中村勝美**　環境省大臣官房環境保健部環境安全課環境リスク評価室
（元 陸上自衛隊研究本部総合研究部第 2 研究課特殊武器研
究室）

（五十音順）

1 現場でのCBRNEテロ・災害対処の基本

　原因不明の傷病者発生時には，多種多様な原因物質を考慮する必要がある．このような傷病者は意図的（人為的）な動機，また誤った知識や操作方法，さらに災害等によりいかなる時や場所でも発生する．

　発生した傷病者は，適切な救命処置・治療がなされなければ致死的であるが，適切に初動対応・処置・治療がなされれば一部疾患を除いて救命効果が高い．したがって，医師・看護師などの医療従事者だけでなく事象に最初に対応すべき初動対応要員（first responder：消防職員・警察官・自衛官）が起こりうるすべての事象（化学剤・生物剤・放射線・核・爆弾・中毒）を知っておくことが重要である．

　原因不明の大量傷病者発生時やテロが疑われた時には，化学剤・生物剤・放射線・核・爆弾・中毒などの関連をまず"疑うことが診断への第一歩！"である．米国陸軍のジョン・パーシング将軍が第一次世界大戦後に語った化学剤に対するコメントは，いまなお真実であり生物剤・放射線・核・爆弾・中毒にも当てはまる．

> "化学剤の影響は予測・予知していない者に対しては致死的であるが，予測・予知している者に対しては決して致死的ではない．"
>
> （米国，パーシング将軍）

　テロが疑われた場合，その原因物質の種類によって準備と対応は異なるが，いずれのテロ対応計画も調整・協調を取り入れた計画でなければならない．正確な情報収集は不可欠であり，各機関はその情報を速やかに関係機関に伝達しなければならない．社会的安心感保持のためにも情報公開が必須であり，公開によりパニックを最小限に抑えられる．

　本書の目的は，消防・警察・自衛隊・医療従事者だけでなく行政機関の危機管理担当者などに対して，CBRNEテロ・災害発生時の「これだけは知っていなければならない」という基本的な概念や知識を提供するものである．特に災害現場での対応要領や，簡潔な診断・治療手順を記載した．

Ⓐ　CBRNEテロ・災害とは（図1）

①近年ではNBCテロは，民生用の放射性物質を用いたテロに爆弾テロ（explosive；Eテロ）を加え＊，CBRNE（シーバーン）テロと称される．

②C（chemical；化学物質，化学剤）災害には，事故と化学剤テロ（化学物質テロを含む）がある．

③B（biological；感染症，生物剤）災害には，自然流行とバイオテロ（生物剤攻撃を含む）がある．

④N/R（nuclear/radiological；核/放射線）災害には，放射線事故と放射線テロ（小型核兵器や核攻撃を含む）がある．

＊：爆発物に放射線源を組み合わせた爆弾を「ダーティ爆弾（dirty bomb）」とよぶ．人々の殺傷より，放射性物質の拡散を図るもので，社会・経済的な混乱を引き起こす目的で使われる．

注：本項では，放射性物質，生物剤や化学剤によるテロに災害も含めて，それぞれ核・放射線テロ，生物剤テロ，化学剤テロと称する．

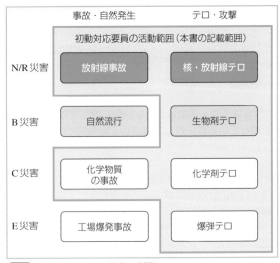

図1　CBRNEテロ・災害の種類

B CBRNEテロ・災害の蓋然性

①爆弾によるテロの可能性が最も高いが，CBRNEテロの蓋然性は否定できない．

②2013年4月のボストンマラソン爆弾テロでは，テロ組織に属さない犯人が実行し，3人が死亡し282人が負傷した．その後も英国・スペインなどで爆弾テロが続発している．

③CBRNE兵器の開発には費用がかかる．特に核・放射線テロは費用がかかり，化学剤テロも容易ではない．

④2018年4月英国でロシアの元スパイに対する，第四世代化学剤「Novichok（ノビチョク）」を用いた暗殺未遂があり，全世界を震撼させた．
シリアでは，2017年にはサリン，2018年には塩素ガスが使用された疑惑がもたれている．

⑤生物兵器は「貧者の核兵器」といわれるが，生物兵器レベルの生物剤の開発は容易ではない．

 C CBRNEテロ・災害の曝露形式（図2）

①CBRNEテロには公然攻撃(overt)と秘匿的攻撃(covert)がある．

②予告があり，当初から異変が察知される場合を公然攻撃という．犯行声明がある事案や有症状者多発事案（例：東京地下鉄サリン事件）である．

③初期段階では異変が察知されていない場合を秘匿的攻撃という．早期に見出すには「疑う」ことが大切である．

④生物剤テロは潜伏期間があるため秘匿的攻撃となりやすく，化学剤テロは公然攻撃となりやすい．

⑤核・放射線テロは予告があることが多く，公然攻撃となりやすいが秘匿的攻撃となることもある．

 D 活動要領

初動対応要員の曝露および汚染による受傷を防止し，市民の安全を確保し，原因物質による被害の拡大防止を図ることを原則とする．

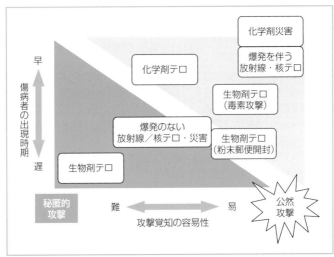

図2 CBRNEテロ・災害における傷病者の出現時期と攻撃覚知の容易性

1) 事象の把握(通報からの情報収集, 出動, 現場到着)(図3#1)・・・・・・・・・・・・・
　①通報内容から多数傷病者の発生原因が明確でない場合はテロ等人為的災害を疑う. また, どこで, 何が起きたのか, 受傷者数, 原因物質の推定, 汚染(曝露)の危険性について確認する.
　②同一場所, 同一時期の多数傷病者発生ではCBRNEテロ・災害を疑う.
　　Step 1：原因不明の傷病者1人なら, いつもと同じ対応を実施.
　　Step 2：原因不明の傷病者2人なら, 「もしかしてCBRNEテロ・災害?」と考えつつ, まずはいつもと同じ対応を実施.
　　Step 3：原因不明の傷病者3人以上なら, CBRNEテロ・災害を疑い, 安全確保を実施.
　③原因が特定できない事案では, 一酸化炭素中毒や有毒ガスによる事故, 意図的な毒物使用事件等のCBRNEテロ・災害の可能性を視野に入れた対応を考慮する.
　④CBRNEテロ・災害を疑った時点で「重大な事態かもしれない」と考え, 周囲/上級組織と情報を共有する.
　⑤現場到着時, 情報提供者の通報内容にとらわれず, できるだけ客観的に事実を把握し, ただちに関係者・関連機関に報告する.
　⑥被災(通報)者には「臭気や傷病者発生の危険場所から, 風上側への速やかな避難」を指示する.

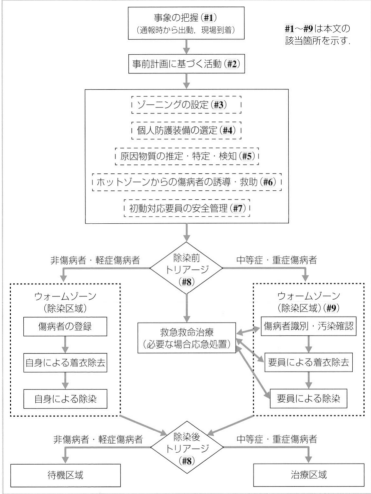

図3 現場でのCBRNEテロ・災害対処（基本的な流れ）

テロ対処はRaPiD-T（Recognition, Personal Protection, Decontamination and Triage / Treatment：認知・検知, 個人防護, 汚染除去とトリアージ・治療）での対応が緊要である.

消防・警察・自衛隊だけでなく医師会・保健所をも含んだ市町村など多機関共同の包括的な地域社会対応がテロ対処には不可欠である. さらに, 国・県レベルでの早期介入が傷病者救命に寄与し, 各種テロをも未然に防ぐ.

⑦活動方針決定後も情報収集（表1）を継続し，必要により活動方針を見直していく．なお，情報未確定の場合は危険側に立った方針を立てる．

表1 テロ疑い時の，情報収集のチェック項目

何が問題か，生命への危機は何か，二次災害はないのかに留意して収集する．
- □ 事案・危険物の種類
- □ 傷病者症状・人数（死者を含む）
- □ 時間帯
- □ 地形（地勢，水の有無）
- □ 被害の状況（人，建物，環境）
- □ 積載物の標識などの情報
- □ 汚染地域の拡大
- □ 場所（住所，近隣の状況）
- □ テロを示唆する状況（使用手段）
- □ 天候（温度，風向，湿度）
- □ 空間（閉鎖空間か開放空間か）
- □ 状況から得られた不自然な徴候や症状
- □ 説明のつかない悪臭や金属片の飛散

❸実際にあったCBRNE関連事案の初期通報，事例等
①レストランなどの建物内で喉の痛みを訴える傷病者多数：催涙スプレー
②台所からアンモニアのような臭気：ワインセラーの冷媒アンモニア
③焼肉レストラン内で頭痛を伴う傷病者多数：一酸化炭素中毒
④アパート居室から卵の腐った臭気：硫化水素
⑤スポーツジム（プール）での刺激臭，傷病者多数：塩素ガス
⑥車両から積載物が落下し，何らかの液体が漏洩：危険物の流出
⑦地下駐車場において消火設備が作動：ハロンガス
⑧駅の公衆電話に白い粉が撒き散らされ，傷病者がある模様：炭疽菌との勘違いをさせることを狙った白い粉
⑨駅構内で，何者かが男性に液体をかけ逃走：催涙スプレー
①〜⑨のような通報があった場合，CBRNEテロ・災害を視野に入れることが大切である．

❹テロ・災害の徴候
＜化学剤テロ・災害＞
①異常な臭気，眼の痛みや流涙，急に眼前が暗くなる．
②鼻・喉の灼熱感，くしゃみ，鼻水，嘔吐，頭痛，息切れ・呼吸困難がある．
③皮膚の刺激感や皮膚紅斑がある．
④樹木や草花の異常な枯れ，小動物の異常行動や死骸がみられる．
⑤液体・霧・ガスなどが撒き散らされた形跡がある．
⑥温かい季節にもかかわらず昆虫などの虫がいない．
⑦傷病者に一定のパターンがみられる．

＜生物剤テロ・災害＞
①特定の地域で異常な数の患者，死者や死んだ家畜が出現した時．
②不審な白い粉や突然で不自然なスプレー散布（エアロゾルも含む）がある．
③希少疾患の不自然な増加がある．
④大規模なアウトブレイク（感染者の移動で，地域や時間の拡大）がある．
⑤地理的（または職場，特に郵便局）またはイベントに限定された患者の発生．
⑥当該地域に生息していない媒介生物での疾患によるアウトブレイク発生
　があること．
⑦人畜共通感染症の多発がある．
⑧通常は発病しないような年齢層にアウトブレイクが発生している．

＜核/放射線テロ・災害＞
①核兵器（1キロトン以上）では圧倒的な破壊力に伴う衝撃波，熱線や火球
　の存在がみられる．
②自家製の核兵器（0.1キロトン未満）は大型（通常）爆弾との差は明確では
　ない．
③熱線や火球の影響が広範囲にわたる，または電磁パルス（electromagnetic
　pulse：EMP）による通信障害が発生する場合がある．
④異常な放射線量が検出される．
⑤放射性物質や核燃料物質の表示ステッカー，遮蔽用の鉛板，発熱する金
　属ペレットや金属塊などはダーティ爆弾を強く示唆する．

＜爆弾テロ・災害＞
①大規模な爆発と衝撃（白煙を伴う）がみられる．
②吹き飛んだ窓，広範囲に飛び散った破片がみられる．
③破片による外傷，鼓膜損傷などの傷病者徴候がみられる．
④通常では説明できない爆発である．

2）事前計画に基づく活動（目標設定から策定，見直し）（図3#2，図4）‥‥‥
❶具体的な行動計画の実施
　①通報や現場で収集された情報の内容を把握し，二次災害発生のリスクを
　　考慮して行動する．
　②部隊は風向を考慮した出場順路を選定し，安全な適切な場所（風上の安全
　　で高所，他機関関係者等と連携が取りやすい場所）に部隊等を集結させる．
　③各部隊は指揮本部長の強い統制下で活動する．指揮本部の立ち上がりが
　　5分遅れると，取り戻すのに30分を要する．

事案進展と被害の予測

- 被害想定　：すでに起こった被害の数量化.
- 危険識別　：どんな物質か，場所はどこか，危険物質によって何が起こりうるか，どのくらいの量があるのか等の推定.
- 脆弱性評価：危険が及ぶおそれのある全ての人や物の把握.
- リスク評価：状況が統制されるまでにどこまで悪化するか，可能性を推定.

> リスク：ハザード（被害を起こしうる現象），脆弱性（被害の受けやすさ）や災害準備に規定される.
> リスク（R）＝ハザード（hazard）×脆弱性（vulnerability）/災害準備（preparedness）

目標の設定・決定

- 広範でおおまかな意思表明.
- 初動対応要員と市民の生命安全，重要なシステム（公共施設，交通，病院，インフラ等）の保全や事案の沈静化を優先.

戦略の選択と活用資源の評定

- 目標達成への適切な戦略的対象と方法を選択.
- 目標が「隔離」であれば，境界線や活動区域の設定,「ホットゾーン」への進入禁止，市民の「ホットゾーン」からの隔離や退避.

行動計画の策定から実施

- 事案沈静化のために，各部署担当者がとるべき応急対応を統合した計画.
- 目的を理解し，初動対応要員は計画に沿った的確な行動を実践.
- 標準作業ガイドライン[*1]に沿って策定.
- 現場での「現場の安全確保と健康管理計画」[*2]が必須.

行動計画の追跡・評価からガイドライン見直し

- 行動計画によって行動の追跡が可能.
- 対応行動が訓練や手順通りに順守されたかを記録.
- 追跡記録の評価で，基本・行動指針や標準作業ガイドラインの見直しを実施.

図4 事前計画に基づく活動（目標設定から策定，見直し）

*1：「標準作業ガイドライン」は，CBRNE災害に対して事前に現場における対応要員の働き，役割，責任を細かく規定するものである．実動をスムーズに実施するためには，事前に合意し訓練を必要とする.

*2：「現場の安全確保と健康管理計画」では，現場での健康・安全に関わる危険を特定し，適切な個人防護装備・保護機材と除染方法などの安全に関わる事柄を規定する.

④現地調整所で，各機関相互に情報共有や役割分担を確認する．
⑤早期に除染体制が確立できるよう，除染の実施が可能な部隊を投入する．
⑥CBRNEテロ・災害が確定した場合は，早期に医療機関や行政機関等との連携活動を開始する．その際に，除染実施状況を医療機関に伝えて，受け入れ可能な医療機関を選択する．
⑦CBRNEテロ・災害による傷病者を搬送する場合，原因物質名（疑いも含む）等を搬送先医療機関に伝達するとともに，搬送途上の救急処置に関する助言を得て全部隊に伝達する．また，不明の時は救出時の場所や傷病者の病状等を医療関係者に伝達する．

3）現場到着時の活動（主に消防における化学剤対応），ゾーニングの設定（図3#3）

ⓐ現場到着時の活動

初動対応要員はチェックリスト（表2）に沿って活動していく．
①初動対応要員が活動する区域を設定し，汚染されパニックに陥った人々に秩序ある避難を行わせる．
②危険の程度を把握し，人員の配置を決定する．
③市民や対応要員等の安全確保や傷病者の迅速な救出活動を行うため，ホットゾーン（危険区域），ウォームゾーン（除染区域），コールドゾーン*（警戒区域）を余裕をもたせて広めに設定する．
④部外者の立ち入りを禁じ，警戒線を途切れさせない．
⑤全部隊が持ってきた個人防護装備（Personal Protective Equipment：PPE）の種類と数を確認する．
⑥被害者や現場付近の人々のなかにテロリストが紛れ込んでいる可能性を念頭において活動する．
⑦当初の混乱を乗り越え，警備態勢を早急に確立する．
⑧事案発生当初は，消防職員が警察官と共同で警備に当たることもある．事態が落ち着くにつれ，警備を警察へ全面的に移管する．事案の規模によっては自衛隊の出動要請が必要になる．

＊：近年，欧米ではサポートゾーンと呼称している．

ⓑゾーニングの設定（図5，6）

テロ・災害現場を封鎖して，パニックに陥った人々に秩序ある避難を行わせるとともに，危険の程度を把握する．
①コールドゾーンは，安全を見込んで十分に広いスペースを確保し，ウォームゾーンは風上で，可能であれば高い場所を確保する．

表2 CBRNE災害活動チェックリスト（例）

記載順序にこだわることなく，初動対応要員や市民の安全を確保しつつ，要救助者の救出救護および被害の拡大防止を主眼とした活動を行う．

必要資機材（着装または積載状況の確認）
- ☐ 防護衣装備．
- ☐ 検知管式ガス検知器．
- ☐ 除染関係資機材．
- ☐ 酸欠空気危険性ガス測定器．
- ☐ 冷却ベスト，冷水．
- ☐ 化学剤検知器．
- ☐ サーベイメータ．
- ☐ その他必要資機材．

現場到着時の措置
- ☐ 風向を考慮し，風上または風横の安全な側から接近．
- ☐ 異常を確認したら，風上側の安全な場所に配置（状況により車両を後退）．
- ☐ 異常がない場合は指揮本部や除染場所を考慮し配置．
- ☐ 1隊は消火栓に配置し，ホースを延長して放水準備．
- ☐ 見たままの状況を消防本部へ報告，必要に応じ応援要請．

初動対応
- ☐ 事案の状況を評価し，市民や初動対応要員の安全確保．
- ☐ 自分自身の五感（視覚，嗅覚，聴覚など）を総動員し，関係者（早期に確保），表示，関係資料等から情報を収集．
- ☐ 通報内容からの状況確認（危険性を判断）．
- ☐ 初動対応部隊の指揮官は，他機関との調整．
- ☐ 現場にいる人の確認（他の初動対応要員，ボランティア）．
- ☐ 最初の観察や状況判断に基づいてのリソース（人や資機材）の再配分．
- ☐ 救援能力の限界や救援活動における制限の明確化．
- ☐ 詳細な再評価による適切な再行動の策定（救助での安全性，潜在的な脅威，環境への影響など）．
- ☐ 事案の証拠保全の確認．
- ☐ 事案対処を実行するのに必要な対応チームの細分化（地域や機能別）の決定．
- ☐ 適切な個人防護装備の選択と着装状況の確認（化学防護衣の着装状況および気密）．
- ☐ 汚染（安全）境界線（進入統制ライン）の設定と周知（テープは後でもよい）．
- ☐ 酸欠空気危険性ガス測定器等により，可燃性ガスの有無と活動場所の危険性の評価．
- ☐ サーベイメータにより放射線の異状の有無確認．

拠点の安全を確認（誘導，救助と並行して）
- ☐ 要救助者の迅速な誘導と救出救護．
- ☐ 複数の要救助者に対するショートピックアップを考慮．
- ☐ コールドゾーンの設定．
- ☐ 有害物質付着の可能性のある関係者・要救助者の乾式（ドライ）除染．
- ☐ 活動隊員脱出時には噴霧注水により応急除染を実施．

留意事項
- ☐ 活動スペースを広めにとる．
- ☐ 各種情報の指揮所や本部長へ報告と後着隊へ周知徹底．
- ☐ 毒劇物等の物質名および数量等，災害発生状況の明確化．
- ☐ 決定事項と対応行動の記録．

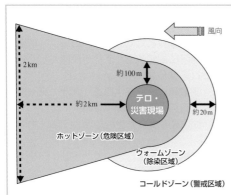

ホットゾーン(災害現場・危険区域):
汚染が存在し,初動対応要員は適切な個人防護装備を装着する.対応要員が危険物に直接接触する可能性のある区域.

ウォームゾーン(除染区域):
危険物への曝露のおそれの少ない区域で,除染と救急処置が実施される.
主たる危険は二次汚染であり,個人防護装備は必要.

コールドゾーン(警戒区域):
個人防護装備なしで活動できる.ウォームゾーンの外側,一般人の進入を制限する区域.

図5 化学剤テロ・災害でのゾーニング(野外での1例)

ホットゾーン(危険区域)は,初動対応要員以外は立ち入りを許可しない.この区域は汚染が存在する区域であり,傷病者が倒れている災害発生現場より広範囲なことが多い.
ウォームゾーン(除染区域)には未除染者がいるので,個人防護装備を着用していない者は立入禁止とする.
コールドゾーン(警戒区域)は汚染されていないので,部隊集結地を設けられる.
ウォームゾーンやコールドゾーンでは,救急救護所を設けトリアージや治療を行う.
〔Department of Defense:Emergency War Surgery:NATO Handbook. CreateSpace Independent Publishing Platform,2011をもとに作成〕

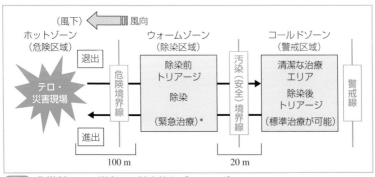

図6 化学剤テロ・災害での基本的なゾーニング

＊:可能な限り実施していく(ホットゾーンでも,致死的な出血や気道確保の実施を考慮する).距離の数値は状況により変化する.
危険境界線はホットラインとも称する.汚染(安全)境界線は消防の「進入統制ライン」にあたる.
初動対応要員が活動する区域は,警戒線が設定される.
消防機関における活動体系の一例は38ページ参照.

②除染所は2か所設定し，風向が15分間経過後に45°以上変わった場合は予備の除染場所へ変更する．

③各ゾーンは，街区，建物，敷地等を単位として設定し，ロープ，標識等で設定表示を行うとともに，全部隊に周知する．また市民に対しても，ゾーニングは明確に表示しなければならない．

④常に危険範囲の見直しを行い，測定結果，風向・風速，漏洩・流出量等から危険性を判断して，設定範囲を拡大または縮小する．

⑤意図的なCBRNEテロ・災害で噴霧器等が発見された場合には，ホットゾーンは広めに設定する．

⑥進入経路・脱出経路，救急搬送経路の指定を行い，救助活動体制を確立する．

⑦ホットゾーンを設定，変更，または解除した場合は，現地指揮所にその時間，範囲等を報告するとともに，全部隊に周知する．

⑧事案発生直後の状況不明時には，図5のような区域（特にホットゾーン）を"被災者が発生し汚染物質の拡散する可能性のあるエリア"として考慮する必要がある*．

＊：原因物質は，風向・風速によって風下地域に流動する．風速2 m/秒の場合，10分後には1,200 m風下に原因物質が流動する．初動対応要員の現場到着までの時間として10分は現実的な時間である．その際に原因物質は1,200 m風下に達しているという事実は，初動対応要員としてよく認識すべきである．

注：ゾーニングに関しては，Emergency Response Guidebook（ERG）による避難区域の考え方（物質ごとにそれぞれの距離を昼間・夜間，少量・大量漏出別に定める）が世界中で使用され，わが国でも消防庁が積極的に推奨している（https://www.phmsa.dot.gov/sites/phmsa.dot.gov/files/docs/ERG2016.pdf　361，362ページ参照）．

◉区域内の活動要領

①危険境界線（図6）はホットゾーンとウォームゾーンを区分するための境界線である．

②汚染（安全）境界線（図6）を設けて，災害現場における汚染と非汚染の車両や人の移動統制を行う．

③汚染（安全）境界線：ウォームゾーンとコールドゾーンを明瞭に区分するための境界線である．汚染物質や汚染された人が入り込まないようにテープ等の目印を使用し，明瞭に表示する．入退出ラインを明示し，一方通行になるように統制する．この地点には漂白剤（次亜塩素酸を含む）等の除染剤を敷きつめ，汚染を拡大させないよう努める．

④汚染（安全）境界線は救急救護所等の治療エリアから努めて離れた距離に設置して，汚染された車両からの汚染物質再浮遊の危険を最小限に抑える．

⑤除染所における交通統制では，進出・退出の経路を一方通行に明確に規定する．

⑥カラーコーンやテープなどを利用すれば一定の場所以外に人員が入るのを防ぐことができ，統制された場所からの出入りを確保できる．

⑦汚染された人員が，コールドゾーンを知らずに歩いて汚染することがないようにする．

⑧汚染（安全）境界線が乱れないよう，その維持に努める．

⑨人であれ物であれ，ウォームゾーンから退出する際にはモニタリングを受けて，汚染物質がコールドゾーンに入らないようにする．

ⓓ**市民の安全性の確保**

①最も外側の警戒線で通行を規制する．

②被害者数を把握する．

③避難に使える装備・設備や要員は充足しているかを把握する．

④メディアや放送システムなど，市民に行動を指示する手段を確保する．

⑤現場に居残っていることによる危険性と避難による危険性も考慮し，安全な避難経路と避難場所を決定していく．

⑥災害弱者（乳幼児・妊婦・視聴覚障害者・高齢者・外国人など）や特別に支援が必要な人を選別する．

⑦行政担当者などと協力し避難誘導に当たる．

ⓔ**現場の警備**

①当初の混乱に惑わされず，警備態勢を確立する．

②初動対応要員の活動区域を画定する．警戒線を途切れさせない．

③直接CBRNEテロ・災害に関わる人員，他の任務に振り向ける人員を速やかに決定していく．

④現場指揮者の許可のない者はホットゾーンおよびウォームゾーン内には立ち入らせない．

4）自己防御：個人防護装備（PPE）の選定（図3#4） ‥‥‥‥‥‥‥‥‥‥‥

ⓐ**自己防御の鍵**

①時間：ホットゾーン内では，可能な限り短時間で任務を遂行する．現場での活動時間が短ければ，現場保存にもなる．

②距離：ホットゾーンから安全な距離を保つことが絶対的なルールである．危険物から遠ければ遠いほど，危険性が低くなる．さらに，現場からみて風上や高所が望ましい．

③遮蔽：危険物と自身の体との間の物理的遮蔽が重要である．車，建物，壁など様々な形態がある．

注：時間・距離・遮蔽は，放射線/爆弾テロでは特に重要な要素である．

❺個人防護装備（PPE）の基本（主に化学剤テロ・災害への対応）

①初動対応要員自身の防護は最も重要であり，化学剤が体表面や粘膜に触れないように細心の注意を払う．

②防護マスクの装着だけで，約90％の救命率の改善が得られることもある．

③現場は，事案発生直後の状況不明時，ホットゾーンでの活動にはレベルAまたはBの防護で活動するが，化学剤が高濃度・酸素欠乏以外ではレベルCでも対応可能である．ホットゾーン以外の現場での活動は，レベルC（またはD）で対応可能である．

④個人防護の基本事項：皮膚や粘膜（眼・鼻・口）などを露出してはならない．冷却ベスト，冷水等で活動時の熱中症防止に努める．

・化学防護衣（経皮曝露の防止）．

・化学防護手袋．

・防護マスク（適正使用には訓練が必要）．

・防護フード．

・マスクがない時は，ハンカチを湿らせ鼻口を覆い，呼吸を浅く素早くして退避する．

⑤個人防護装備（PPE）のレベル（図7）．

　レベルA：加圧式一体型呼吸装置，完全密封型化学防護衣（陽圧式防護衣），化学防護手袋とブーツ．

・完全に密封された化学防護衣と呼吸装置である．

・最高度の呼吸保護とともに皮膚や眼が保護される．

・化学剤が高い蒸気圧で経皮毒性や発がん性を有する場合や，未知の化学剤の対応時に装着する．身体的負担が大きく，活動時間が制限される．

　レベルB：加圧式一体型呼吸装置，化学防護衣，化学防護手袋とブーツ．

・呼吸保護に関してはレベルAと同じであるが，レベルAとの相違点は，マスクが外れた場合に危害が及ぶ点にある．また陽圧式ではないため，皮膚防護はレベルAに劣る．

・密封型防護衣か跳ね返り防止防護衣を着用するが，レベルB防護衣は気密テストを必要としない．

　レベルC：吸収缶式防護マスク，化学防護衣（簡易防護衣），化学防護手袋とブーツ．

・呼吸保護については，吸収缶式防護マスクが使用される．

・化学剤が人体へ直接接触しても影響を及ぼさない時や，皮膚の露出を通じても吸収されない時に装着する．

注：自衛隊では，多くの場合，ホットゾーンでもレベルCで活動することもある.

レベルD：通常の作業着タイプ.

・大気中に危険物質がなく，マスクは必要としないレベルである．

・作業内容に危険な化学剤との接触や，予見不可能な化学剤による人体への危険性がない時である．

・予測のつかない突然の危険に備え，緊急用呼吸装置を装備する．

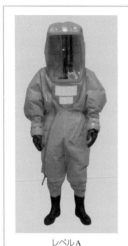 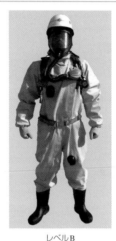 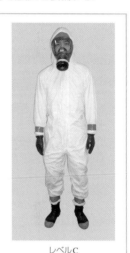

レベルA　　　　　　　　レベルB　　　　　　　　レベルC

図7　個人防護装備（PPE）の例

●生物剤テロ・災害対応時の自己防御

①生物剤に対する最大の防御は，ワクチン，抗毒素投与や予防内服である．

②ワクチンとは生物剤に対する抵抗性や抗体を産生する物質である．

③生物剤曝露前や潜伏期間中に，予防的に抗菌薬を内服することもある．

④天然痘の痘瘡ワクチン（LC16m8）は，その有効性や安全性が確立されている．

⑤炭疽菌やペストに対するワクチン（国内未承認）は，副作用の問題などで慎重な投与が必要である．

ⓓ核/放射線テロ・災害対応時の自己防御

①化学剤テロに対する対応要領に準じるが，時間・距離・遮蔽の最大活用による防護で対応する．

②化学剤・生物剤テロ対応と大きく異なる点は，たとえレベルAの防護衣を着用していたとしても，γ線や中性子線からの外部被曝を防御できないため，「被ばく管理」が重要となることである．

③初動対応要員は，空間線量率に基づくゾーニングを行いながら活動する．

④初動対応要員は，必ず個人のポケット線量計により積算線量を把握しながら活動する．

⑤ホットゾーンでは，放射線防護の専門家の助言，支援を受けて活動する．

ⓔ爆弾テロ対応時の自己防御

①物理的被害が主であるが，化学剤被害，放射線被害などの複数の危険が存在する可能性がある．

②自己防御には，距離と遮蔽が最重要である．

・物陰に隠れること．

・二次爆発物の存在の可能性を念頭におく．

・建物などの崩壊に留意する．

5）原因物質の推定・特定・検知（図3**#5**）• •

ⓐ危険物質の特定・検知

①先入観をもつことなく，五感を最大限に活用する．臭気，眼・鼻・喉への刺激，樹木の異常な枯れ，小動物の異常行動や死骸などに注意を払う．

②関係者などから情報を収集しつつ，各種表示や化学物質安全性データシート（MSDS），イエローカード（緊急連絡カード）などから幅広く原因物質を推定する．

③傷病者の症状（臭い，皮膚の痛み）や身体所見（縮瞳，皮膚のただれ）を把握し，物質を推定しつつ搬送機関に伝達する．
化学剤ではChemical Hazards Emergency Medical Management（CHEMM）を参考に原因物質の推定を試みる（50ページ参照）．

④複数の測定器を用いて測定する．

・C災害：ガス検知管（ドレーゲル/北川式），可搬型質量分析ガスクロマトグラフィ，可搬型赤外線分析装置（HazMat ID），携帯型化学ガス検知器，また検知紙，携帯型化学剤検知器

・B災害：生物剤検知チケット，ガーディアンリーダー，可搬型赤外線分析装置（個体液体用HazMat ID）

・N/R災害：サーベイメータ（α・β・γ用），中性子線測定器，ポケット
　　線量計，空間線量率計
・その他：有毒ガス判定キット，酸欠空気危険性ガス測定器，携帯型可燃
　　性ガス警報器

注：物質の特定は，複数の測定器による測定結果から総合的に判断する．

ⓑサンプル採取(37ページ同章付録B参照)
①原因物質の特定には，どのような事象でもサンプル採取が重要である．
②物質分析には，診断や治療等に役立つよう迅速性・精密性が求められる．
③犯罪証拠としての試料の保管も重要である．

6) ホットゾーンからの傷病者の誘導・救助(図3#6)
ⓐ傷病者の誘導
①ホットゾーンにいる，救助を求めている傷病者や関係者には，安易に接
　触せずに「歩ける方はこちらに来てください」などと呼びかけて，自力歩
　行可能者を安全な場所まで誘導する．
②傷病者が複数で救助に時間を要する場合には，まず有害物質の濃度が低
　い安全側の方向へ一時的に移動(ショートピックアップ)し，さらなる高
　濃度の有害物質曝露や吸入の軽減に努める．
③ホットゾーンからの緊急避難が困難な場合には，防護マスク等の呼吸保
　護具を着装させる方法も考慮する．

ⓑ傷病者の一時的移動(ショートピックアップ)
　テロ・災害現場のホットゾーンに傷病者がいる場合には，有害物質の傷病
者へのさらなる曝露を避けることが緊要である．
❶防護マスク等の呼吸保護具を着装させる方法
❷傷病者を有害物質濃度がより低い(新鮮な空気が多い)環境へ移動させる方法
などがある．特に❷が現実的であり，PPE装着要員により傷病者を有害物質
の濃度が低い場所へショートピックアップさせる．その後安全な場所まで誘
導することにより，症状の悪化防止を図ることが期待できる．
　なお，ショートピックアップは災害発生場所の状況や傷病者数，状態等か
ら必要と判断される場合に実施する．

7) 初動対応要員の安全管理(図3#7)
①ホットゾーンでの活動では，レベルAまたはBでのPPE装着による活動
　を原則とする．ただし，レベルCでの活動もありうる．

②歩行不能者を確認した場合には，周辺には高濃度の化学物質などが存在する可能性があることから，確実な防護のもと活動(救助活動)を行う．

③眼や皮膚などの刺激症状，縮瞳(急に眼の前が暗くなる)が出たら，ただちに現場を離れ医療を求める．

④爆弾テロであれば，二次爆発を念頭において活動しなければならない．

⑤CBRNEテロ・災害では，化学剤・生物剤・核・放射線管理に精通した「安全管理官*」を配置すべきである．初動対応要員は安全管理官の指示に従う．

⑥医療従事者は，災害現場での安全確保を軽視しやすいので注意を要する．

⑦消防機関における活動体系の一例を同章付録C (38ページ)に示す．

＊：安全管理官は，対応部隊内の上位者が配置されなければならない．

8) トリアージ(図3#8) ·········

　本書ではトリアージ基準を，赤(最優先：緊急治療群)，黄(待機可：待機治療群)，緑(待機可：治療不要群)，黒〔救命困難群(死亡)〕に分類する．

ⓐ現場でのトリアージ

　CBRNEテロ・災害では，トリアージまたは医学的な優先順位の決定は非常に重要である．

　現場での適切なトリアージ・初期治療により搬送先での負担軽減が図れる．

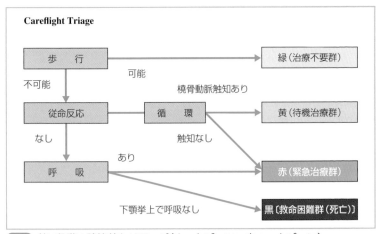

図8　第1段階：除染前トリアージ(ホットゾーン，ウォームゾーン)
バイタルサインを必要としないトリアージ法である．

CBRNEテロ・災害現場でのトリアージは以下の3段階に分かれる.

①除染前トリアージ(図8)(ホットゾーン,ウォームゾーン:除染前に実施.除染所と兼ねることがある)

・CBRNEテロ・災害現場では,ただちに要治療者を傷病者のなかから選別する.

・最優先(緊急治療群:赤),待機可(待機治療群:黄と治療不要群:緑)に振り分ける.

②除染後トリアージ(図9)(コールドゾーン,時にウォームゾーン)

・除染所から風上50 m(最低15 m)にトリアージポストを設営するのが望ましい.

・限られた医療資源をなるべく効果的に使用する.

・特別な治療を要する負傷者に留意する(例:重症外傷,熱傷,爆弾外傷,クラッシュ症候群,放射線・生物剤・化学剤曝露).

・この段階で,赤,黄,緑,黒に分類する.

③搬送時トリアージ(コールドゾーン:現場救護所等の中で行う)

・大量傷病者の時に実施する.

・現場救護所等で医療機関に搬送する傷病者を選択する.

・傷病者数や搬送能力を考慮して,優先順位を決定していく.

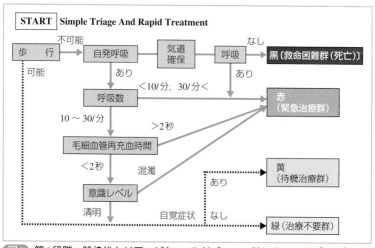

図9 第2段階:除染後トリアージ(コールドゾーン,時にウォームゾーン)

ⓑトリアージ実施場所の望ましい条件
①被災現場へ接近していること(近すぎず離れすぎず).
②原因物質から安全が確保され,汚染地域の風上に位置する地点.
③雪や雨などの天候を避けることができる地点.
④被災現場の傷病者が見える地点.
⑤空路・陸路による被災者の搬送が円滑に行える地点.

ⓒトリアージ実施者が考慮すべき事項
①傷病者の自然経過.
②使用可能な医療資源.
③傷病者の総数.
④トリアージ実施者および資機材の数.
⑤救急搬送能力.
⑥医療対処能力.

9) 除染(全般)(図3#9)
①除染とは,汚染の原因となっている粒子・気体・液体を傷病者や防護衣・資機材等から取り除き,人や周囲環境へ汚染が拡がるのを防ぎ,被害の拡大防止を図ることである.
②傷病者に対する除染の基本は,❶全部脱衣する,❷汚染の付着を確認する,❸汚染があれば洗浄,ふきとりで除去することである.
③CBRNEテロ・災害のなかでは,化学剤テロ・災害発生時の除染の緊急性が高い.
④除染のために,救命処置が遅れることがあってはならない.
⑤未汚染の市民や施設(病院など)を保護し,汚染の拡散を防ぎ現場を早急に正常に戻すために必要である.
⑥米国政府の生物医学先端研究開発局(Biomedical Advanced Research and Development Authority:BARDA)で開発された「Primary Response Incident Scene Management(PRISM);事案現場での初期対応マネージメント」は,科学的根拠に基づいて作成され実践的な除染方法である(https://www.medicalcountermeasures.gov/barda/cbrn/prism).
⑦PRISMは,避難,脱衣,除染〔簡易除染(乾式〈ドライ〉除染/湿式〈ウエット〉除染),集団除染,専門除染〕で構成され,今後は世界的に標準的除染方法となると考えられる.詳細は,25ページ参照.
注:従来の除染法を20〜24ページに記載する.

ⓐ除染所の設置

除染所は，テロ・災害現場から常に風上で高所を選択する．
ウォームゾーンで実施し，除染前トリアージポストを兼ねることもある．

①屋外では災害現場から風上で原因物質の影響が少ない場所(状況により
　異なる)に設定する．風向の変化等により，原因物質濃度が高く活動隊
　員に影響を及ぼす時は除染所を変更する．

②ウォームゾーンとホットゾーンとの距離は，除染が5分以上遅延しない
　距離にすべきである．汚染物質の性状(たとえば,毒性や揮発性,量)が,
　避難距離を決定する大きな要因である．

③屋内では施設内の設備を活用するものとし，設備がない場合または使用
　できない場合は，災害の状況から汚染の拡大を防止できる場所に除染所
　を設置する．

④衣類の装着は，除染実施後，コールドゾーンに近いウォームゾーンで実
　施する．

ⓑ除染所の構成

＜トリアージ＞

①除染所の前に一次トリアージポスト(一次選別所)を設け，被災者の全身
　状態・汚染の有無等によりトリアージを行い，効率的に脱衣・除染・救
　護を行う．

②トリアージは可能な限り医療関係者が実施するが，初動対応要員もトリ
　アージの訓練を受けておく必要がある．

③被災者の状況に応じ，❶救命処置が必要か，❷除染が必要か，❸自分で
　除染ができるか，❹補助が必要か，の4区分とする．

④大量の被災者が発生した時は，歩行可能か，歩行不能かの2区分とする．

⑤歩行可能な被災者は待機群として，自己による除染実施とする．

⑥医療従事者は被災者の容態急変の可能性を考慮し，即応できるよう態勢
　を構築しておく．

＜除染ライン＞

①可能な限り3列設置する．「歩行可能・男性用」，「歩行可能・女性用」
　「歩行不能・被災者用」である．

②「歩行可能・女性用」運営には特にプライバシーに配慮し女性対応要員の
　配置が望ましい．

③「歩行不能・被災者用」では医療処置を実施するため，医療従事者を責任
　者とし，運営する必要がある．

ⓒ**除染対象**

汚染の可能性がある場合は，一次トリアージ実施後に除染を行う．

＜傷病者の除染＞

脱衣だけで，最大90％の除染効果が得られる．必要により，紙タオルやタオルなどで汚染物質を拭き取るドライ除染，水を用いたウエット除染を実施する．

＜隊員の除染＞

PPEを着装した状態で水を用いた除染を実施し，PPE離脱後，必要によりドライ/ウエット除染を実施する．

＜汚水の処理＞

除染シャワー等からの排水は簡易水槽等に溜め，物質の性状にあった方法で処理する．

①地形や防火水槽の利用などで汚染水は可能な限り回収する．

②既存の側溝や防火水槽等の利用，危険物回収セットの活用等を考える．

③「歩行不能・被災者用」除染所からの汚染水の優先的回収など，汚染水に優先順位をつけて回収することも考慮する．

＜資機材等の除染＞

汚染の可能性がある装備資機材は，事業主等に処理を依頼する．必要により，水除染を実施する．

＜その他＞

除染後，除染結果について検知器材等を用いて確認する．

ⓓ**医療機関での除染**

①医療施設や医療従事者の二次汚染を防ぐ．

②汚染者への速やかなトリアージ・除染を経て，治療を実施する．

③過去の事例から85％以上の傷病者は，未除染で直接医療機関を受診している．化学剤曝露の負傷者で非汚染の証明がある者以外は，すべて汚染されたものとみなす．

④常に院内の清潔を維持し，さらに救急外来の診療・処置室の換気には十分に注意を払う．

◉化学剤除染

①化学剤除染があらゆる除染作業の基本となる.

②化学剤曝露時は状況が許せば除染が緊急処置より優先される.特に液体曝露時は除染が必須である.

③蒸気曝露時では,まず脱衣を実施する.脱衣で90%の除染が可能である.

④神経ガスの効力は強く,また,びらん剤(マスタード)は急速に組織障害を生じるため,この2剤に曝露された皮膚は迅速・効果的に除染をしなければならない.

<除染液>

①原則的には,真水(と石鹸)を使用する.原因物質が把握でき,効果が認められる時は,次の要領による.

②次亜塩素酸溶液は,高温下では塩素が気化しやすいため密閉容器で貯蔵し,0.5%溶液と5%溶液を明確に区別しなければならない.

③0.5%次亜塩素酸溶液は患者の全身の洗浄および防護マスクの除染に用いる.

④5%次亜塩素酸溶液はハサミ,化学防護衣,手袋,防護フードや施設などの除染(再利用物品は汚染の有無を試験紙などでチェックし,必要時には再除染後に使用する)

⑤次亜塩素酸溶液は角膜混濁,腹膜癒着や脳/脊髄損傷を生じるため,眼・腹腔内での使用は禁忌である.

⑥皮膚は,石鹸で洗い,水で石鹸を洗い流すことでも代用できる(皮膚のこすりすぎに注意する)

⑦暴動鎮圧剤(くしゃみ剤,催涙剤)は皮膚障害が軽微であり,皮膚に刺激を生じる次亜塩素酸溶液は使用しない.

<傷病者の除染>

①ホットゾーンからの避難・脱衣を行う.

②傷病者から物理的に汚染物を除去する(ドライ除染).

③傷病者の個人衣類を除去する(衣類と個人携行品はビニール袋に密閉しラベルを貼る)(表3).

④除染の基本は,柔らかいブラシやスポンジを用いて,水か石鹸水(化学剤付着が強固ならば0.5%次亜塩素酸を使用)で身体全体を洗う.

⑤歩行可能者は脱衣後,自身で頭髪,顔,身体部,四肢の順で全身を洗う(腋下や足裏も含む).

⑥歩行不能者は,温水シャワーで全身を十分洗い流す.眼は水道水か生理食塩水で洗浄する.

⑦除染担架はプラスチック製担架を用いるが，布製でもビニールの覆いをつけた担架は使用可能である．

⑧身体の洗浄後は，乾燥(タオルやシーツを使用)後に，簡易服を着衣させる．できる限り早急に医学的な評価と状態安定化を図る．

⑨創傷部の除染は，水道水か，必要に応じて生理食塩水で洗浄し創傷部内も洗浄する(汚染物質の体内への侵入が疑われる時は，受け入れ先医療機関に伝える)．包帯は，出血が生じた時のみ再装着する．

⑩衣服切除で用いたハサミは，使用のつど5％次亜塩素酸で除染を行う．

注：次亜塩素酸は眼や創傷部に危険性があるために注意して用いる．VXなどの神経剤やマスタード剤などの化学剤の使用が確実な時に使用する．

表3 傷病者の個人衣類の除去

上着の切断	ズボンの切断
1　外被のジッパーを外す． 2　袖を手首から腋下まで切り，頸部まで切る． 3　上衣の胸部を両側に，内面が外側に向くように巻き取る． 4　腕と胸部の間に上衣をたたみ置く，同じ作業を反対側でも行う．	1　左足の裾から縫い目に沿って腰部まで切る． 2　右足は裾からジッパーのすぐ下まで切り，そこから横に，上記1の切断線まで切る． 3　ズボンの切片を汚染部が患者に触れないように担架上に落とす． 4　ズボンの残りの半分を巻き取って両足の間に押し込む．

＜初動対応要員の除染の基本的処置順序＞

①化学防護手袋，ブーツの除染．

②化学防護衣，防護マスクおよび防護フードの除染．

③化学防護衣，化学防護手袋，ブーツの脱衣．

④防護マスクの除去．

⑤衣服，下着等の脱衣．

⑥全身除染．

⑦最終的なモニタリングと問診後に，治療エリアへ移動．

＜施設等の除染＞

①建物内部の除染は，原因物質に適応した除染剤を選定する．

②道路などの汚染地域は，0.5％次亜塩素酸で除染する．連携モデルでは，災害派遣の枠組みで都道府県知事などの要請を受けて自衛隊が実施すると記載されている．

10）事案現場での初期対応マネージメント「Primary Response Incident Scene Management（PRISM）」の概要 ･･････････････････････････････

❸ PRISMの基本的な除染

　PRISMは米国政府によって作成され，化学剤テロ・災害の初期対応についてエビデンスに基づいたガイダンスを提供している（図10）．初期対応は，6つの要素から構成されている（図11）．今後，PRISMによる除染方法がわが国でも基本になると考える．

　　　＜除染の定義（本書）＞

わが国での現行の除染方法と米国などで実施されている方法（PRISMに準拠）においては差異がある．そのため，本書における除染の定義はPRISMに沿って次のとおりとする．

また，次の欧文はPRISMにおける呼称，（　）の和文は本書における呼称を示す．

【improvised decontamination（簡易除染）】

dry decontamination（乾式〈ドライ〉除染）とwet decontamination（湿式〈ウエット〉除染）に分類される．専門除染の前に実施するもので，曝露被災者に対して迅速に利用可能なものを用いて，皮膚の汚染を除去することである．

　①dry decontamination（乾式＜ドライ＞除染）

　　ドライ除染は必ず実行する．水を使用せず，乾燥布，紙タオルやキッチンタオル，舌圧子，アイスキャンディのヘラ，さらに膨らし粉，ペット用のトイレ砂やフラー土（fuller's earth）（図12）などの粉（パウダー）などで汚染物質を取り除く．

　②wet decontamination（湿式＜ウエット＞除染）

　　汚染物質の付着部位を，水で洗い流したり，水を含んだスポンジや布で汚染物を拭き取ることである．ドライ除染のみとし，ウエット除染は省略可能であるが，腐食性（皮膚刺激痛や灼熱感がある場合）や付着物が粒子・粉状ではウエット除染を実施しなければならない．

【gross decontamination（集団除染）】

集団除染は，消防ポンプ車を利用した「梯子状のパイプシステム（30ページ，図14）」が理想的で，狭い通路で被災者に大量の水をミスト状に散布する方法である．

【technical decontamination（専門除染）】

既存の設置された除染装置，移動可能な除染ユニットやその付属資材を用いて完全に汚染を除去することである．

ⓓ避難

曝露地域からの迅速で整然とした避難は，初期対応の重要な第一歩である．
①被災者は，自ら速やかにホットゾーンから避難をしなければならない．
②適切なPPE装着の訓練を受けた初動対応要員のみが，被災者を避難させるためにホットゾーンに進入が可能である．
③避難が不可能な時，ホットゾーンに残る被災者は，シェルターなどに入りドアや窓を閉め，自ら汚染物質を取り除くようにしなければならない．
④初動対応要員は，被災者に"なぜ自らの避難が危険なのか"，除染なしでのホットゾーンからの離脱による汚染の拡大などについて効果的なコミュニケーションを図る．

ⓔ脱衣

脱衣だけでも90%の汚染が除去されるが，皮膚や頭髪部の除染が必要なことが多い．
①衣服から皮膚への汚染拡大や周囲への二次汚染を防ぐために，脱衣を速やかに実行しなければならない（曝露後10分以内が理想的）．
②衣服の汚染が皮膚へ付着するのを防ぐために，脱衣はシャワー前に実施する．

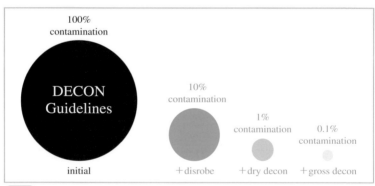

図10　PRISMの"10ルール"
脱衣で 90%，さらに乾式（ドライ）除染で 99% 除染される．そして集団除染（梯子状のパイプシステム）にて 99.9% 除染が可能となる．
除染の段階を経るごとに汚染度が 1/10 になる．
contamination：汚染，initial：初期，disrobe：脱衣，dry decon：ドライ除染，gross decon：集団除染．
〔Primary Response Incident Scene Management（PRISM）（https://www.medicalcountermeasures.gov/barda/cbrn/prism/）をもとに作成〕

安全な地域への避難

- ・自ら速やかに避難するように指示.
- ・避難不能時は,シェルターなどに避難し除染.

脱衣

- ・90％の除染が可能で非常に重要(衣服はハサミでカット).
- ・曝露後10分以内に実施.
- ・良好なコミュニケーションが不可欠(非協力者への対応が緊要).

簡易除染(乾式〈ドライ〉除染, 湿式〈ウエット〉除染)

- ・現場で利用できる物で,迅速に汚染物質を除去する.
- ・ドライ除染は必ず実施(特に非腐食性/水反応性化学剤).
- ・刺激性の腐食剤や粒状物では,ウエット除染を実施.
- ・集団除染や専門除染は,汚染物質の特性や被災者の状態で決定.

集団除染(梯子状のパイプシステム)

- ・多量の水での低圧ミストシャワーを通路に散布して除染する.
- ・気温が2℃以下では実施してはいけない.
- ・シャワー時間が90秒を超えてはいけない.

乾燥

- ・手ぬぐいやタオルの準備はどの段階でも必須.
- ・簡易除染/集団除染が未実施の場合ではタオル乾燥を実施.

専門除染

- ・専門ユニットで,35℃で60〜90秒のシャワー.
- ・シャワー水にはマイルドな中性洗剤を加え,乾燥用のタオルを用意.

図11 PRISMの基本的な除染方法

〔Primary Response Incident Scene Management(PRISM):VOLUME2:4(https://www.medicalcountermeasures.gov/barda/cbrn/prism/)をもとに作成〕

③汚染の顔面への付着防止のために，衣服を頭から脱ぐより，カットして脱衣をすべきである．ハサミがなく頭部を通して衣服を脱ぐ時は，呼吸を止めての脱衣を指導する．

④被災者に脱衣による恩恵や利点を説明しなければならない．着衣のままの水を用いた除染は汚染を拡散するだけである．

⑤脱衣を拒否する人には，他の被災者への支援の妨げや遅延が生じないように，効果的なコミュニケーションで説得する．

⑥初動対応要員は，被災者に着替えを提供できるように準備することが望ましい．たとえば，毛布，リネン（下着），ビニールシートなどである．

ⓓ除染

除染は，簡易（即時）除染，集団除染と専門除染の3段階に分類される．

①曝露から20分以上経過しての除染メリットは半減する．

②簡易除染には，汚染物質を皮膚から取り除くのに迅速かつ容易に実施可能な方法で，「乾式（ドライ）除染」と「湿式（ウエット）除染」がある．

③ドライ除染では，紙タオル，布，ウエットティッシュや，膨らし粉，ペット用のトイレ砂やフラー土（fuller's earth）＊（図12）などの粉（パウダー）を用いて汚染物質を除去する．

④ウエット除染は，スイミングプールのシャワー，スプリンクラーやペットボトル水などの水を利用して，"Rinse-Wipe-Rinse（洗い流す-拭き取り-洗い流す）"（図13）で汚染物質を洗い流すことである．

⑤集団除染は，消防ポンプ車を利用した「梯子状のパイプシステム」（図14）が理想的である．これは狭い通路で被災者に大量の水をミスト状に散布する方法である．

⑥専門除染は，既存や移動可能な専門除染ユニットとその付属資材も用いて現場でほぼ完全な除染を実施することである．

＊：わが国では珪藻土などで代用できる．

＜簡易除染（ドライ除染/ウエット除染）＞

①簡易除染は，準備していたり，利用可能な物を用いて被ばく現場で素早く実施する除染法である．

②頭皮（髪），顔，首，腕や手などの露出部位に注意しながら，頭部から足先に向けて実施していく．

③ドライ除染は必ず実行すべきである．特に汚染物質が，非腐食性の液体や水に化学反応する化学剤であればただちに実行しなければならない．

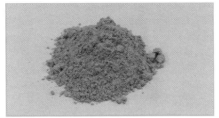

図12 フラー土（fuller's earth）
モンモリロナイト質粘土で吸着活性が強く，油の濾過や染料の漂白に用いられる．化学物質の吸着性に優れており，欧米では除染粉として有用とされている．日本では珪藻土で代用できる．

Step1	吸収剤（たとえば創傷部ガーゼや尿漏れパッド）などで，皮膚から液体を取り除く． 粉状の汚染固形物は優しくブラシなどで払いのける．
Step2	石鹸水で汚染皮膚を優しく洗い流す（創傷部は0.9％生理食塩水）． 汚染を薄め，粒状物や親水性の化学剤を取り除く． 顔/気道から始め足先に向けて除染していく． 特に皮膚の皺，爪，耳，髪の毛の除染には十分留意する． マスタード曝露では，眼を多量の0.9％生理食塩水で洗い流す（ただし，多量の水使用は少量の水使用に比較し，一部化学剤の拡散や吸収を促進する可能性がある）．
Step3	曝露部位をスポンジ，柔らかいブラシや手拭いなどで優しくかつ完全に拭き取る． これで有機化学剤や石油化学剤（水に不溶性）を取り除く．スポンジや手拭いは定期的に取り替える．
Step4	曝露部位を丁寧に洗い流す．
Step5	除染された部位は使い捨てタオルで丁寧に乾燥する． 開放創部は処置する．
Step6	除染患者は，清潔ゾーンの新しい担架に移動させる． 汚染された担架は今後の再利用のために洗浄する．
Step7	全ての対応要員は汚染地域を離れる前に，自分自身で除染をしなければならない． 着替えの衣服を用意しておき，対応要員は着替えなければならない．

図13 **Rinse-Wipe-Rinse** の除染テクニック
〔WHO，THE RINSE-WIPE-RINSE TECHNIQUE（https://www.who.int/environmental_health_emergencies/deliberate_events/decontamination_steps_en.pdf?ua=1）をもとに作成〕

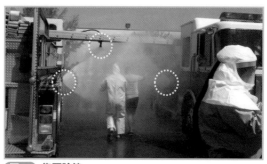

図14 集団除染
消防ポンプ車を利用した「梯子状のパイプシステム」の一例.
◯：シャワー出水口.
〔Primary Response Incident Scene Management（PRISM）：
VOLUME1：90（https://www.medicalcountermeasures.gov/barda/
cbrn/prism/）より抜粋〕

④汚染が腐食性（皮膚刺激痛や灼熱感がある場合）や付着物が粒子・粉状の場合では，ウエット除染を実施しなければならない.

⑤ウエット除染の"Rinse-Wipe-Rinse（洗い流す-拭き取り-洗い流す）"（図13）は，単純で効果的である.

    Step 1：汚染物質（油状，粉状）をブラシなどで取り除く

    Step 2：石鹸水（創傷部は生理食塩水）顔から足先を洗い流す.

    Step 3：スポンジやタオルなどで，拭き取る.

    Step 4・5：曝露部位をさらに洗い流した後，タオルで乾燥させる.

⑥ウエット除染では，水洗やシャワーによって毒性物質の皮膚吸収を助長し健康被害を増悪させる"wash-in"効果があり注意を要する.

⑦簡易除染に引き続いての集団・専門除染の実施決定は，現場での初動対応要員の（積極的な）リスク評価に基づいて行う必要がある.

注1：リスク評価での考慮要因：❶汚染物質の特性，❷利用可能な人員や資機材，❸被災者の初期汚染の範囲や程度，❹持続したり増悪する身体的徴候や症状，❺除染を受ける被災者からのさらなる要望.

注2：除染液は，原則的には真水を使用する.石鹸水での除染は，物理的な除去作用と化学剤希釈作用があり，アルカリ性石鹸では緩徐な加水分解作用も得られさらに効果的である.

注3：次亜塩素酸溶液は，高温下では塩素が気化しやすく，粘膜障害や角膜混濁などの有害事象のために使用を控えるべきである.最近では環境汚染の面からも使用は勧められない.

注4：Reactive Skin Decontamination Lotion（RSDL®）は，2,3-ブタンジオンモノオキシムとジメチルグリオキシムで構成されている（詳細は非公開）．この混合剤は，ポリエチレングリコールモノメチルエーテルと水で溶解される．この溶解作用によって，約2分で神経剤（VX）やびらん剤を中和させ不活化する．

＜集団除染（梯子状のパイプシステム）＞

①簡易除染に引き続き，曝露後できるだけ早急に実施する．

②汚染物質が水溶性であったり，周囲の気温が2℃以下の場合では実施してはいけない．

③寒い天候では，室内かシェルター化された公共エリアで実施する．

④暖かい天候でも，常に低体温の徴候に注意する．

⑤シャワー水の温度は10〜30℃であれば，除染効果に差は認められない．

⑥被災者が曝露直後から痛みや刺激を感じた時（腐食化学剤などを想定）は，簡易（ドライ）除染後にただちに実施する．

⑦通路のミストシャワー時に，被災者が自ら進みながら洗浄し，時に90度回転できるならばより効果的である．

⑧大量の水を用いた低圧ミストを，被災者の除染に使用すべきである．

⑨石鹸やマイルドな中性洗剤をできるだけ使用する．なお，洗剤がないからといって除染を遅らせてはいけない．

⑩シャワーの時間は，90秒を超えてはいけない（短時間のシャワーであっても，長時間シャワーとほぼ同様の効果である）．

注：短時間のシャワーは，毒性物質の皮膚吸収を増加させる "wash-in" 効果を減少させる．また，梯子状のパイプシステムの水道栓からの水温は暖かい時でも10℃を超えないことがあるため，短時間のシャワーは低体温リスクを減少させる．

⑪梯子状のパイプシステムでは大量の水を要する．一方，バケツやスポンジの代替法も可能であり，その際は，十分な水量がなくても効果がある．

＜積極的な乾燥＞

①タオルは，すべての対処計画で用意されなければならない．

②どのタイプの除染であれ，除染後は続けてタオルや他のもので全身を乾燥させる．

③ドライ/ウエット除染や集団除染が行われない時，タオルなどでの乾燥は極めて重要である．

④使用済みのタオルは汚染廃棄物として扱う．

⑤ウォームゾーンで実施するが，現場の状況により必要に応じて手順を見直す．

＜専門除染＞

①既存や移動可能な除染ユニットやその付属資材を用いて，現場で，完璧
な除染を行うことである．

②除染の最適化には，脱衣／着衣キット，洗浄器具，中性洗剤などを準備
しなければならない．

③脱衣が実施されていなければ，被災者には脱衣キットや説明書を提供し
脱衣を促す．

④専門除染は，スピードより完璧性に焦点を当て，簡易除染と集団除染に
引き続いて実施されなければならない．

⑤理想的な専門除染は，35℃で60〜90秒のシャワーかつ，シャワー水に
はマイルドな中性洗剤を加え，各被災者には手ぬぐいやタオルを用意す
るものである．

⑥被災者には，シャワー時には頭から足へ向けての洗浄を指導する．

⑦手ぬぐいやタオルは二次汚染の潜在的脅威であり，汚染廃棄物として扱う．

ⓔコミュニケーションと被災者管理

①除染がなぜ必要なのか，救命に焦点を当てた情報を提供する．

②除染を実行することで，自分自身や周囲の人々を助けることの恩恵や利
点を説明する．

③除染の失敗は，他の人々や場所への二次汚染を引き起こすことを説明する．

④事案の状況について真実を隠さず正確に話し，実行している対策（行動）
についても説明する．

⑤除染が対象者へ順調に実行されているという有用な情報を提供すること
で，全体的な除染も早く効果的に実施される．

⑥市民とのコミュニケーションに必要な機材には，拡声器，手書きメッセー
ジ，実践的な実演や絵文字の指示書などがある．

ⓕその他の留意事項

①特別な配慮を要するすべての人々を認識し，優先して除染していく．

②配慮を要する人は，乳幼児，年配者，妊婦，身体または精神的障害者，
危険物質による曝露徴候を呈した人，危険物質に密に接近したり接触し
た人，言語の違いで指示書が理解できない人，その他除染が援助なしで
実施できない人である．

③専門除染チームの到着を待ったことで，脱衣や簡易除染が遅れてはいけ
ない．

④良好なコミュニケーション(言語, 文字, ボディランゲージ)は, 被災者を安心させ支持を得るのにきわめて重要である.

⑤個人の医療装具(杖, 眼鏡, 補聴器など)の除染も考慮する(被災者に除染間はすべての医療装具の携行を許可する). 一部の補助具(義手/義足)は除染に不適なため, 個別に検討し除染を行う.

⑥初動対応要員は常に, バディシステム(二人が組になって, 互いに助け合いながら行動)を実行する.

⑦家族や同一言語を話す個人・グループは, (できるだけ)一緒に除染を行う.

11) 生物剤除染

①秘匿的攻撃となる公算が大きく, 発病前に覚知されにくいため, 除染の有効性は低い.

②発病後に生物剤攻撃が判明しても, 環境も人体も除染の必要はなくなっている.

③ただし, 炭疽菌芽胞や天然痘患者のかさぶた内のウイルスは, 自然環境下で長期生存しうるので除染が必要である.

④現時点では, 実用的な生物学的除染法は開発されていない.

⑤石鹸と水による水洗と脱衣でも, 十分な効果が得られる.

⑥多くの微生物は, 通気・日光・高熱で殺菌可能で, 大部分の患者では除染は不要である.

⑦次亜塩素酸溶液は, 除染のメリットより皮膚障害などのデメリットが強いため生物剤が疑われる時は使用しない.

⑧傷病者数が多い場合は精神的な問題を抱えている傾向があり, 除染にてパニックに陥ることもあり注意を要する.

＜汚染者〔炭疽菌曝露(白い粉)や大量曝露が疑われる時〕＞

①粒子拡散防止のため, 脱衣後, シャワー (温水, 非刺激性液体石鹸を使用)を実施する.

②汚染者に対し眼/口腔内洗浄だけでなく水で全身を清拭・洗浄することも検討する.

＜水および食品＞

①水/食品は100℃30分間の加熱処理で消毒可能(芽胞菌は, 121℃20分/2気圧)である.

②密封された食品は, 加熱調理または塩素剤に浸した後に摂取可能である.

③飲用には, 少量の水は沸騰処理(沸騰不可時, 浄水剤を使用：ジクロロ

イソシアヌル酸ナトリウム，芽胞菌には無効），多量の水は塩素殺菌を行い，飲料適否の判定後に使用する．

12）放射性物質の除染（表4）

①現場での強制的なシャワーは被災者に恐怖感を与え，心的外傷後ストレス障害（PTSD）などの誘因になる場合もあり注意を要する．

②現場では脱衣やドライ除染（中性洗剤を染み込ませたガーゼ等での拭き取り）で対応が可能である．

③汚染レベルを低くしてから，自宅でシャワーを浴びることで十分な除染になりうる．

④除染活動に支障がないように，除染従事者を適宜交代させる．

表4　放射性物質の除染ポイント

測定値	＜ 1 μSv/時[*1]	＞ 1 μSv/時[*1] β，γ 10,000 Bq/cm² [*2] α 1,000 Bq/cm² [*2]
方　針	・帰宅許可． ・自宅に帰ったらすぐさま衣服を替え，シャワーを浴びる． ・ニュースなどでさらなる指示を待つ．	・臨時の除染所へ搬送後に除染し，再度検査する． ・臨時の除染所が開設されない場合は帰宅を許可する． ・自宅に帰ったらすぐさま衣服を替え，シャワーを浴びる． ・ニュースなどでさらなる指示を待つ．

＊1：GM管式表面汚染サーベイメータのプローブのβ線窓を開けた状態で，プローブを食品用ラップフィルムで巻いて測定．身体（衣服）から10 cm離した測定値．

＊2：放射線防護の専門家が，現場の汚染放射性物質に応じて測定し，評価する場合のガイドライン値．

〔IAEA EPR-First Responder 2006(https://www-pub.iaea.org/MTCD/Publications/PDF/EPR_FirstResponder_web.pdf)をもとに作成〕

 E 現地連携モデル（図15）

①化学剤テロ・災害への的確な対応は，関係機関が連携して初動対応を実施することである．

②現地関係機関の円滑な連携確保のために，本連携モデルでは「現地調整所」の設置を提示している．

③現地調整所で，各機関相互に情報共有や役割分担を確認する．

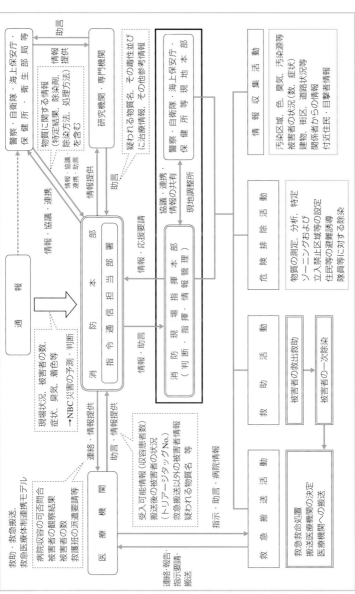

図15 NBCテロ対処現地関係機関連携モデル

〔NBCテロ対策会議幹事会：NBCテロその他大量殺傷型テロ対処現地関係機関連携モデル（https://www.mhlw.go.jp/topics/2017/01/dl/tp0117-z02-01s.pdf）〕

＜現地調整所の設置および運用＞

①設置目的

・化学剤テロ・災害の発生時に，初動対応等に従事する現地関係機関等の円滑な連携を確保する．

・対応関係機関の現地対応部隊等が対応を調整する．

②設置場所

・設置の迅速性や現場活動との一体性を確保する．

・化学剤テロ・災害の発生現場の直近に設置する．

③参加機関

・警察，消防，海上保安庁，自衛隊，保健所，医療機関，都道府県，市町村，その他必要な機関．

④役割

・現地関係機関等が有する情報を共有する．

・現場対応の実施に関わる役割分担を調整する．

・現場における被害状況等の広報を調整する．

⑤運営方法

・対応関係機関から指揮官を派遣し，相互に協力して運営に当たる．

・事前に指定された者を議長とするなど，具体的な運営方法はあらかじめ協議して定めておくことが望ましい．

● memo ●

付録A 原因物質が特定された場合のホットゾーン内での身体防護措置選択例

原因物質または要救助者の状況	呼吸装置のみで対応可	呼吸器＋毒劇物防護衣	
		セパレート	一体型
①硫化水素		○*	○*
②塩素，アンモニア			○*
③一酸化炭素，二酸化炭素	○	○	○
①〜③以外			○*

○：選択できる身体防護措置.
＊：次の場合には陽圧式化学防護衣を着装して活動する.
・工場，冷凍倉庫，輸送車両等のボンベ，タンク，配管等から，直接毒劇物等（液体または気体）を曝露する可能性のある場合.
・液体の毒劇物等が，呼吸装置本体もしくは面体部分に曝露する可能性のある場合.
・不審物から化学物質が漏洩し直接曝露する可能性のある場合.

付録B 現場における危険物質のサンプル保存方法（冷蔵または冷凍）

　吐物，血液，尿，便，胃洗浄液，唾液，毛髪，爪などを，容器の8分目まで入れて保存する．量は多いほどよいが，冷凍，解凍するために小分けに保存する.固形試料では相互に密着混在させない.気密性の高い容器に入れる.
①血液：凍結保存は血球と血漿に分離する.
　　　　原因物質が明らかな場合は1〜5 mL，不明な場合は10 mL以上.
②胃内容物（吐物・胃洗浄液）：採取できる全量.
③尿・便：原因物質の判明の有無に関わらず全量.
④爪，毛髪：毛根も含め数mg以上.
⑤唾液：数mLまたは数g以上.
⑥揮発性物質を疑う時：気密可能なスクリューキャップで保存.
⑦放射性物質曝露を疑う時：鼻腔スメアの採取.

付録❻ 消防機関における活動体系の一例

1. CBRNEテロ・災害の基本体系（ゾーニング）

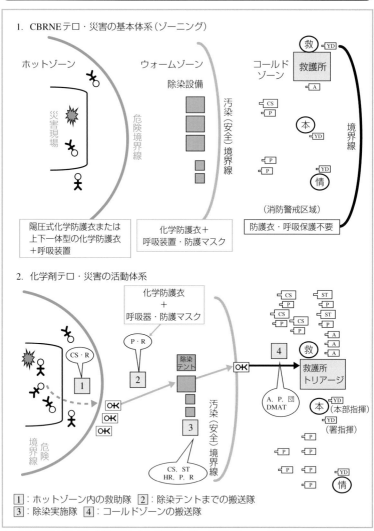

2. 化学剤テロ・災害の活動体系

1：ホットゾーン内の救助隊　2：除染テントまでの搬送隊
3：除染実施隊　4：コールドゾーンの搬送隊

本：現場指揮本部　情：情報指揮　団：消防団　救：救急指揮　A：救急隊　HR：救助機動部隊
CS：特殊化学車　P：ポンプ隊　R：救助隊　ST：除染車・救援車　YD：指揮隊　♀：要救助者

付録D CBRNEテロ・災害時における基本的除染要領

注：粘膜障害などを引き起こすため，PRISM では次亜塩素酸の使用は推奨されていない．

傷病者に対する除染

項目	核/放射線テロ・災害	生物剤テロ・災害	化学剤テロ・災害
災害想定	意図的な放射性物質の散布.	炭疽菌(白い粉)の散布.	化学剤の散布.
除染対象	放射性物質の付着による汚染.	炭疽菌(白い粉)に曝露された者や可能性の高い者.	ホットゾーンから救出した者で，化学剤に曝露された者や可能性の高い者.
除染対象への検査	線量率計でのサーベイを実施し，バックグラウンドレベル(平常時)以上で汚染ありと判断した場合.	散布等により，目視で炭疽菌(白い粉)が付着と認められる場合.	目視で化学剤(液体)の付着が認められる場合.
①被災者へのマスク装着	歩行可能者は N95 等の密閉式マスクをつける.	歩行可能者は N95 等の密閉式マスクをつける.	マスクがなければ濡らしたハンカチで口元を覆うと 90% 防げる.
②歩行可能者への除染	放射性物質が皮膚等に付着しないよう，慎重に脱衣する. 頭から脱ぐ衣類等は除染隊員が切り取る. 眼は滅菌生理食塩水で洗う. うがい，鼻腔洗浄を行う. シャワー(35～37℃)で3分程度，スポンジ等を使用して全身を洗い流す.	炭疽菌が飛散または皮膚に付着しないよう，慎重に脱衣する. 付着が認められる衣類や頭から脱ぐ衣類等は除染隊員が切り取る. 手を石鹸水で洗い，眼鏡等の装具を外す. 眼は滅菌生理食塩水で洗うとともに，うがい，できれば鼻腔洗浄を行う.	目視で皮膚に化学剤の付着が認められる場合は，fuller's earth 等の吸収剤，布，ウエットティッシュ等で拭き取り，汚染を取り除く. 化学剤が皮膚に触れないよう，慎重に脱衣する. 化学剤が付着した衣服や頭から脱ぐ衣類は除染隊員が切り取る. 手を石鹸で洗い，眼鏡等の装具を外す. 眼は滅菌生理食塩水で洗うとともに，うがい，鼻腔洗浄を行う. 除染シャワー(10～30℃)で 90秒程度，スポンジ等を使用し全身を洗い流す(擦り過ぎに注意). 被除染者用簡易服などの新しい衣服，靴に替える.
③歩行不能者への除染	歩行不能者の場合，救出担架の上にあらかじめビニールシートを敷き，切った衣類をまとめ，被災者を除染用担架に移す.	マスクを外し，眼は滅菌生理食塩水で洗うとともに，うがい，できれば鼻腔洗浄を行う.	歩行不能者の場合，救出担架の上にあらかじめビニールシートを敷き，切った衣類をまとめ，被災者を除染用担架に移す. 歩行不能者は毛布等でくるむ.
④創傷部の除染	創傷部がある場合は，最初に滅菌生理食塩水で洗う. 健常部は，拭き取りまたは石鹸で洗った後に水で洗い流す.	創傷部がある場合は，最初に滅菌生理食塩水で洗う. 被除染者用簡易服なとの衣類，靴に替える.	創傷部がある場合は，最初に滅菌生理食塩水で洗う. 石鹸を使用できる場合は水で洗い流し，石鹸で洗った後にすすぐ.
除染検査	線量率計で測定し，汚染が除去されない場合は再度除染を行う. 除染終了後は，除染終了を示すタグを付ける.	目視により確認する. 必要により生物剤検知紙で確認する. 除染終了後は，除染終了を示すタグを付ける.	目視により確認する. 必要により化学剤検知紙で確認する. 除染終了後は，除染終了を示すタグを付ける.
汚染物の処理	ビニール袋に密封(名前等を記入)し，一時保管場所に置き，警察に管理を依頼する. その後，自治体が原則として原子力事業者等に処理を依頼する.	オートクレーブバッグを使用して密封(名前等を記入しておく)し，一時保管場所に置き，警察に管理を依頼する. 廃棄する場合は，自治体の担当部署が必要事項について調整する.	ビニール袋に密封(名前等を記入しておく)し，一時保管場所に置き，警察に管理を依頼する. 廃棄する場合は，自治体の担当部署が必要事項について調整する.

(つづく)

項目	核/放射線テロ・災害	生物剤テロ・災害	化学剤テロ・災害
汚染水の処理	汚染水の流出防止措置.簡易水槽等に溜めて、その後災害対策本部が原則として原子力事業者等に処理を依頼する.	汚染水の流出防止措置.簡易水槽等に溜めてさらし粉液、0.5% 次亜塩素酸等で 2 時間殺菌する.災害対策本部に処理を依頼する.必要により専門家の意見を聞き判断する.	汚染水の流出防止措置.簡易水槽に溜めてさらし粉液0.5% 次亜塩素酸等で無毒化する.災害対策本部に処理を依頼する必要により専門家の意見を聞き判断する.

隊員に対する除染

項目	核/放射線テロ・災害	生物剤テロ・災害	化学剤テロ・災害
除染対象	放射性物質の付着により汚染を受けた隊員.	ホットゾーンにおいて陽圧式化学防護衣等を着装して活動した隊員.	ホットゾーンにおいて陽圧式化学防護衣等を着装して活動した隊員.
除染検査	線量計により測定する.バックグラウンドレベル（平常時）との比較が必要である.	目視により確認する.必要により生物剤検知紙で確認する.	目視により確認する.必要により化学剤検知紙で確認する.
除染方法	放射能防護衣や化学防護衣の上から中性洗剤等の除染剤を塗布して、ハンドブラシ等でこすり、除染シャワーで洗い流す.使い捨て型の放射能防護衣や簡易型化学防護衣の場合は、除染せず廃棄する.	化学防護衣の上から除染シャワーで洗浄する.中和剤散布器（除染剤：5% 次亜塩素酸等）による殺菌後、除染シャワーで洗浄する.化学防護衣の靴の裏は注意して洗浄する.化学防護衣を脱衣後、うがい、洗眼、鼻腔洗浄その他汗の溜まりやすい部分の洗浄を行う.	化学防護衣の上から除染シャワーで洗浄する.中和剤散布器（除染剤：5% 次亜塩素酸等）による無毒化後、除染シャワーで洗浄（1 つの部位に対し 10 秒以上）する.化学防護衣の靴の裏は注意して洗浄する.化学防護衣を脱衣後、うがい、洗眼、鼻腔洗浄その他汗の溜まりやすい部分の洗浄を行う.

資機材に対する除染

項目	核/放射線テロ・災害	生物剤テロ・災害	化学剤テロ・災害
除染対象	放射性物質の付着により汚染を受けた資機材.	ホットゾーンで使用した資機材.	ホットゾーンで使用した資機材.
汚染検査	線量率計で測定し、汚染レベルが明らかにバックグラウンドレベル（平常時）以上の場合、汚染ありと判断する.	目視により確認する.必要により生物剤検知紙で確認する.	目視により確認する.必要により化学剤検知紙で確認する.
除染方法	中性洗剤等の除染剤を塗布して布で拭き取る.拭き取りできないものはハンドブラシ等でこすり、除染シャワーで洗い流す.	中和剤散布器（除染剤：5% 次亜塩素酸等）による殺菌後、除染シャワーで洗浄する.ただし、再使用する資機材で除染剤により腐食、故障等のおそれがある場合は使用しない.水滴等により故障の発生するおそれのある資機材は拭き取りを行う.	中和剤散布器（除染剤：5% 次亜塩素酸等）による無毒化後、除染シャワーで洗浄（1 つの部位に対し 10 秒以上）する.ただし、再使用する資機材で除染剤により腐食、故障のおそれがある場合は使用しない.水滴等により故障の発生するおそれのある資機材は拭き取りを行う.
汚染水の処理	「傷病者に対する除染」の項と同様.		
その他	廃棄する場合は、災害対策本部が原則として原子力事業者等に処理を依頼する.	除染できない資機材は、ビニール袋等に入れ密封し、廃棄する場合は、災害対策本部に処理を依頼する.	除染できない資機材は、ビニール袋等に入れ密封し、廃棄する場合は、災害対策本部に処理を依頼する.

〔全国消防長会（編）：4 訂版 実戦 NBC 災害消防活動. 東京法令出版, 2018 より改変〕

（箱崎幸也，鈴木澄男）

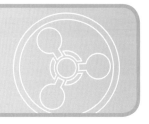

2 化学剤

 A 主な化学剤

化学剤の種類は，主に生理作用によって分類する（表1）.

①致死的な化学剤は，神経剤，びらん剤，血液剤（シアン化合物），窒息剤である.

②神経剤と血液剤（シアン化合物）は，約1時間以内に死に至る可能性がある．特に神経剤が最も致死的である.

③拮抗剤があるのは，神経剤，血液剤（シアン化合物），オピオイド剤，ルイサイト（びらん剤）である.

④いずれの化学剤も，被ばく量によっては呼吸器症状を生じうる.

⑤神経剤とびらん剤は常温では液体，窒息剤は気体，血液剤は液体〜気体である.

⑥「催涙ガス」「マスタードガス」「VXガス」の用語が使われるが，それぞれマスタードやVXの液体をエアロゾル化したものである.

⑦化学兵器禁止条約では，化学兵器の開発，生産，保有などを包括的に禁止し，化学兵器を保有している国は原則として条約発効後10年以内に廃棄することが定められている．わが国では，化学兵器禁止条約を批准するため化学兵器禁止法が定められた.

⑧化学兵器禁止法は，化学兵器の製造，所持，譲り渡しや譲り受けを禁止し，特定物質，第一種・第二種指定物質および有機化学物質を規制する等の措置を講ずることを目的としている.

⑨米国政府は，❶有機溶剤（シンナー/トルエン），❷麻薬鎮痛剤（フェンタニル/カルフェンタニル），❸無能力化剤（3-キヌクリジニルベンジラート；BZ），❹痙攣剤（ヒドラジン/ピクロトキシン）への注意を喚起している.

表1 化学剤の種類(一例)

有毒な化学剤	
有機リン系殺虫剤・神経剤 [殺虫剤症候群]	G剤：サリン(GB)，タブン(GA)，ソマン(GD)，エチルサリン(GE)，シクロサリン(GF) V剤：VX，VE，VM，VG 第四世代：ノビチョク，A剤
びらん剤/水疱剤 [刺激/腐食-局所症候群]	硫黄マスタード(HD)，窒素マスタード(HN)，セスキマスタード(Q)，ルイサイト(L)，ホスゲンオキシム(CX)，エチルジクロロアルシン(ED)，メチルジクロロアルシン(MD)
窒息剤 [刺激/腐食-吸入症候群]	ホスゲン(CG)，ジホスゲン(DP)，塩素(CL)，クロルピクリン(PS)
血液剤 [ノックダウン症候群]	シアン化水素(AC)，塩化シアン(CK)

無傷害化学剤	
無能力化剤 [抗コリン作動性症候群]	3-キヌクリジニルベンジラート(BZ)，リゼルグ酸ジエチルアミド(LSD)
嘔吐剤 〈くしゃみ剤〉	アダムサイト(DM)，ジフェニルクロロアルシン(DA)，ジフェニルシアノアルシン(DC)
催涙剤	クロロアセトフェノン(CN)，オルトクロロベンジリデンマロノニトリル(CS)，ブロモベンジルシアニド(CA)，ジベンゾ-1,4-オキサゼピン(CR)

( )内は米軍のコード名(US code)，[ ]はCHEMMでの名称．
窒息剤は刺激ガス症候群とも称される．

B 化学剤の物理的特性

①化学剤は，物理的性質から持久性と非持久性(一時性)に大別される．
②持久性化学剤とは，散布された化学剤が24時間以上液体として存在する化学剤をいい，VX，第四世代化学剤(ノビチョク)，マスタードが該当する．地域を汚染することにより，敵が進入しないために使用される．
③非持久性化学剤とは，散布された化学剤が24時間以内に蒸発する化学剤をいい，G剤，ホスゲン，シアン化水素(青酸)等をいう．
④持久性(揮発しにくい)化学剤は，主に皮膚等への直接接触によって被害を生じやすい．
⑤非持久性(揮発しやすい)化学剤は，主に吸入により被害を生じやすい．

⑥蒸気(vapor)および気体(gas)の化学剤は気道から吸収され，気道粘膜傷害から全身症状を発現させる．基本的に除染の対象にはなりにくい．

⑦液滴(liquid)の化学剤は，皮膚から吸収されることで人体を傷害，二次的に蒸気を発生させる．液滴は除染の対象になる．したがって，非持久性化学剤であっても，液滴として存在する間は除染の対象となり，通常はG剤がこれに該当する．

ⓒ 気象条件などによる化学剤の影響

①被害の大きさは，化学剤の物理的/化学的性質の他にも様々な要因で大きく変わる．

②影響する要因としては，化学剤の量や濃度，純度，使用方法(そのままの形で使用，エアロゾル化，爆発物との組み合わせ等)，使用する場所(駅前，空港など人の往来の多い場所，地下街，車両内などの閉鎖空間，劇場，競技施設などのイベントホール等)，人数，地形や気象条件などがある．

③閉鎖空間では瞬時に多数の被害が生じるが，広い屋外では拡散しその影響は限定的である．

④化学剤が影響する時間は，風，雨や温度などの気象条件にも依存する(表2)．

⑤化学剤の蒸発傾向は，気象条件に加え，組成や接触表面の性状などに依存する．

⑥たとえば，化学剤15トン散布では，条件によるが，半径5 kmに影響することがある．

表2 化学剤の気象条件などによる影響の違い

風	風があると化学剤は拡散しやすい．風がないと化学剤によってはその場に滞留する．	雨	化学剤によっては加水分解されたり希釈されて効果が弱くなる．
温度	温度が高いと蒸発しやすくなり持続性は低くなる．温度が低いと持続しやすくなる．	大気の安定度	空気の温度が地面より高いと，物質は蒸気の形でより長く滞留する．空気の温度が地面より低いと，速やかに拡散する．

〔山本　都：CBRNEテロ対処研究会(編)：必携NBCテロ対処ハンドブック．診断と治療社，2008;16〕

D 化学剤の曝露経路

①人が化学剤に曝露する経路としては，肺からの吸入，皮膚への接触（図1），粘膜（眼，鼻，口）や摂食がある．

②化学剤はエアロゾル*¹散布される可能性が高く，吸入によって最も効果的かつ早く体内に取り込まれる．

③常温で液体の化学剤でも，液またはエアロゾルからの蒸発により吸入されうる．

④サリンなどの神経剤の散布では，曝露経路はエアロゾルや蒸気の吸入が主となる．

⑤神経剤は，肺から吸入されるだけでなく皮膚からも吸収され，人体に危害を及ぼす．

⑥神経剤のうち，特に VX，ノビチョクは持久性があり，皮膚への接触も重要な経路となる．

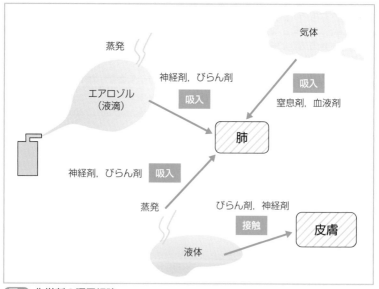

図1 化学剤の曝露経路
液状物としてまかれたサリンから生じた蒸気を吸入しても被曝する（地下鉄サリン事件）．

⑦びらん剤（マスタードやルイサイトなど）は，皮膚への接触が主な曝露経路となる．そのエアロゾルや蒸気の吸入も曝露経路となり，肺を化学的に傷害する．

⑧窒息剤（ホスゲンや塩素など）は，常温で気体であり吸入が主な曝露経路となる．

⑨血液剤（シアン化合物，青酸*2）は常温で気体か，または気体になりやすいため吸入が主な曝露経路となる．シアン化水素（青酸）の沸点は27.0℃であり，液体として皮膚に接触しても危害を及ぼす．

*1：極微少の粒子が気体中に浮遊した状態がエアロゾルで，単分子が空中に存在する「蒸気」とは異なる．エアロゾルは，微少な水滴や化学剤の液滴が空中に存在し，スチーム状で眼に見えるが大気中に拡散すると見えなくなる．

*2：青酸はシアン化水素の俗称である．

 ## **E** 化学剤の毒性の強さを表す指標

①一般の化学物質の急性毒性の強さを表す目安としては，LD_{50}，LC_{50}といった毒性指標が用いられる．

②LD_{50}は半数（50%）致死量，LC_{50}は半数（50%）致死濃度であり，その物質に曝露した集団の半数が死亡する量および濃度である．

③LD_{50}は曝露経路が経口や皮膚などの場合で，単位はmg/kg体重，$\mu g/kg$体重など，LC_{50}は曝露経路が吸入等の場合で，単位はmg/cm^3，mg/m^3，mg/Lなどである．

④致死濃度時間LCtは濃度（mg/m^3）に曝露時間（分）を乗じたもので表される．

 ## **F** 化学剤の検知

化学剤の迅速な検知・同定は，拮抗剤の早期投与や早期除染につながり救命率を大きく改善する．化学剤の早期推定/同定は非常に重要である．

① テロ現場で化学剤が発散される状況

・化学剤が散布され現場に散乱したり，時限装置でセットされた化学剤充填の爆破装置が爆発し散乱する（戦争・テロ型）．

・化学剤が噴霧器でエアロゾルとして拡散される（松本サリン事件）．

・化学剤（液体）が撒かれ，自然蒸発により拡散する（地下鉄サリン事件）．

・飲食物等に添加された化学剤を被害者が摂取する（和歌山毒カレー事件）．

② 現場での化学剤発散の検知の3段階
・現場の異常な状況(樹木/植物の枯れ，多くの昆虫の死骸)から，化学兵器等が使用されたことを疑い察知する．
・化学剤の推定には，臭いだけでなく症状・徴候から判断する<u>トキシドローム(毒性症候群)</u>*の概念が重要である．
・Chemical Hazards Emergency Medical Management (CHEMM)は，トキシドロームの概念を用いて化学剤を推定することが可能であるとしている．
・検知器などにより化学剤を特定する．

＊：トキシドローム：toxi(毒) + drome(症状)の造語である．中毒物質を症状や徴候，病態生理から，おおまかに中毒原因物質をグループ化することである．このグループ化により，早期診断から治療を行い，救命に役立てる．

1) 臭いでの検知
①化学剤は臭いや刺激臭を示すものがあり，化学剤の存在を疑う徴候となる(表3)．
②臭いから化学剤の推定は不確かであり，あくまで参考にとどめる．
③臭いから化学剤散布が疑われる場合，防護マスクがなければ退避する．
④致死濃度の1/10程度の濃度で，臭いを感じることができるとされている．
⑤臭いに気づいたからといって，致死的な傷害を受けたとは限らない．

表3 化学剤の臭いの特徴

剤種	化学剤	臭い・刺激臭
神経剤	サリン	無臭*
	VX	無臭
	タブン	果実臭
	ソマン	果実臭
びらん剤	マスタード	カラシ臭，ニンニク臭
	ルイサイト	ゼラニウム臭(バラに類似)
窒息剤	ホスゲン	干し草臭，トウモロコシ臭
	塩素	刺激臭
血液剤	青酸	アーモンド様臭，きつい刺激臭

＊：地下鉄サリン事件ではサリンに溶媒や不純物が多く含まれていたため異臭がした．

2）現場での化学剤検知器材

①初動対応要員が携帯し，検知する比較的小型で簡易の「携帯型」検知器がある．

②「携帯型」検知器としては，試験紙，検知管，簡易検知キット，イオンモビリティ検知器（表4），光イオン化検出器，炎光光度検知器，表面弾性波センサー検知器等がある．

③車両積載して持ち込み検知する比較的大型の，比較的高性能の「可搬型」検知器がある．

④「可搬型」検知器には，ガスクロマトグラフ（GC），質量分析計（MS），両者のハイブリット型装置であるGC/MS，フーリエ変換赤外分光分析計（FT-IR）等がある．

⑤事前に設定された場所に固定して連続モニタリングを目的とした「設置型」がある．

⑥「設置型」は遠隔検知装置として用いられるタイプもあり，レーザーレーダー等がある．現場の空気試料の分析が主であり，遠隔検知装置を除いた装置が現場の空気を直接吸引して化学剤の検知を行う．液体試料に対応できる装置もある．

表4　市販されているイオンモビリティ検知器の化学剤検出感度

剤種	おおよその感度	半数致死濃度時間
神経剤	数 mg/m^3～0.01 mg/m^3	100 mg分/m^3（サリンの場合）
びらん剤	数 mg/m^3～0.01 mg/m^3	1,500 mg分/m^3（マスタードの場合）
窒息剤（肺傷害剤）	数十 mg/m^3～0.6 mg/m^3	3,200 mg分/m^3（ホスゲンの場合）
血液剤（シアン化合物）	数十 mg/m^3～0.6 mg/m^3	2,500～5,000 mg分/m^3（シアン化水素の場合）

半数致死濃度時間（吸入の場合），lethal concentration time 50: （LCt$_{50}$）で表される．

3）症状からの化学剤の特定（表5，図2）

①「発災」の後，早期に有症者が多発した場合，化学剤テロ・災害を疑う必要がある．

②原因物質特定には，現在の症状だけでなく発症までの時間も手がかりとなる．

③曝露後1時間以内に複数人が発病した場合，まず神経剤，血液剤，毒素を疑う．

④化学剤テロ・災害を疑う場合，発熱，皮膚症状，麻痺，呼吸器症状の有無が剤種鑑別に役立つ．

⑤化学剤では拮抗剤の早期投与で，救命率が大きく左右される．

表5 化学剤の推定から，即時の治療剤か迅速除染かの鑑別

	トキシドローム	剤種	初期治療
緊急同定を要する剤種	分泌物増加や筋肉への影響(線維束性攣縮，脱力，麻痺)，(縮瞳の有無は問わない)	神経剤	アトロピン/PAM投与，緊急治療と現場での限定除染
	徐脈，無呼吸，喘ぎ，虚脱，痙攣(チアノーゼを伴うこともあり)	血液剤	シアン拮抗剤，緊急治療と現場での限定治療
	徐脈，無呼吸，鎮静，縮瞳	麻薬性鎮痛剤(オピオイド剤)	ナロキソン拮抗剤，緊急治療と現場での限定治療
同定後の緊急除染を要する剤種	鎮静と徐脈	麻酔剤	除染と支持療法，精密な気道モニター．疑い時，ナロキソン投与
	呼吸異常(咳嗽，嗄声，喘鳴)，眼，喉，皮膚の刺激感；息切れ	窒息剤(気管～主気管支)	除染と支持療法，精密な気道モニター，眼の洗浄 頻回な再評価
	呼吸異常(咳嗽，嗄声，喘鳴)，眼，喉，皮膚の刺激感；皮膚の水疱	びらん剤，血液剤，暴動鎮圧剤，トリコセシンマイコトキシン	除染と支持療法，精密な気道モニター，眼の洗浄 頻回な再評価
	遅延性の息切れ，胸部圧迫感	窒息剤(細気管支)	除染と支持療法，精密な気道モニター 頻回な再評価
	複視，下行性麻痺，嚥下障害，散瞳	ボツリヌス毒素	除染と支持療法，精密な気道モニター 頻回な再評価
	昏睡，散瞳，乾燥皮膚，発熱	無能力化剤	除染と支持療法，精密な気道モニター フィゾスチグミン投与，頻回な再評価

〔Ciottone GR：Toxidrome Recognition in Chemical-Weapons Attacks. N Engl J Med 2018 ;**378**:1611-1620. をもとに作成〕

⑥拮抗剤がある化学剤(神経剤，血液剤，オピオイド剤〈フェンタニルなど〉)を緊急に推定・同定し，拮抗剤治療を行う．他の化学剤では，まずは除染を実施する．

⑦神経剤はアトロピン/PAM，血液剤はヒドロキシコバラミン(シアノキット®)，オピオイド剤はナロキソンの拮抗剤が使用できる．

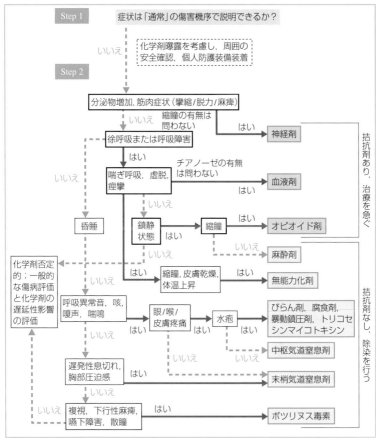

図2 化学剤曝露後の症状や徴候に基づく迅速診断フローチャート
〔Ciottone GR：Toxidrome Recognition in Chemical-Weapons Attacks. N Engl J Med 2018；**378**：1611-1620. をもとに作成〕

⑧分泌物，筋肉症状（攣縮/脱力/麻痺），縮瞳，徐脈，無呼吸，痙攣などの化学剤曝露を示唆する一連の症状（トキシドローム）をもとにして使用されたかもしれない化学剤の緊急同定を開始する.

G CHEMMによる化学剤の推定

Chemical Hazards Emergency Medical Management（CHEMM）のホームページは，米国の国立衛生研究所（National Institutes of Health：NIH），保健福祉省（Department of Health and Human Services：HHS）によって提供されている．国立医学図書館（National Library of Medicine：NLM）や国防省などの専門家が科学的根拠（evidence based medicine：EBM）を基に作成している．CHEMMのホームページは，誰でもアクセスしダウンロード可能で利用することができる（http://chemm.nlm.nih.gov/index.htm）．現場での初動対応要員，病院対応者や対処計画作成者向けに，検知・トリアージ・除染・治療などについて詳細に記載されている．最大の特徴は，17項目の症状・徴候から瞬時・容易に7化学剤の推定が可能なCHEMM Intelligent Syndrome Tool（CHEMM-IST）（https://chemm.nlm.nih.gov/chemmist.htm）である．

1）CHEMM-ISTの概要（図3）

①初動対応要員は基礎的な救急医学的評価トレーニングによって，重要項目（徴候・症状）の入力から容易に化学剤の推定が可能である．

②症例研究を通して幅広い利用者によって完全にテスト/評価されており，病院の初期診療スタッフだけでなく一次救命措置（BLS）や二次救命措置（ALS）指導者の利用をも目的としている．

③CHEMM-ISTの対象は重症例，または化学剤を吸入した症例であり，皮膚に付着した症例（びらん剤など）は想定していない．

④CHEMM-ISTは現在開発中の第2フェーズの診断推定ツールであり，現時点では患者の治療には慎重に使用すべきである．

⑤CHEMM-ISTは現在，❶ノックダウン症候群（シアン化合物/青酸），❷殺虫剤症候群（有機リン系殺虫剤・神経剤），❸溶剤・麻酔・鎮静剤（SAS）症候群（シンナー/トルエン），❹刺激ガス症候群（アンモニア，塩素，ホスゲン），❺オピオイド症候群（フェンタニル），❻抗コリン作動性症候群（3-キヌクリジルベンジラート），❼痙攣剤症候群（ヒドラジン/ピクロトキシン）の7化学剤の症候群が推定可能である．

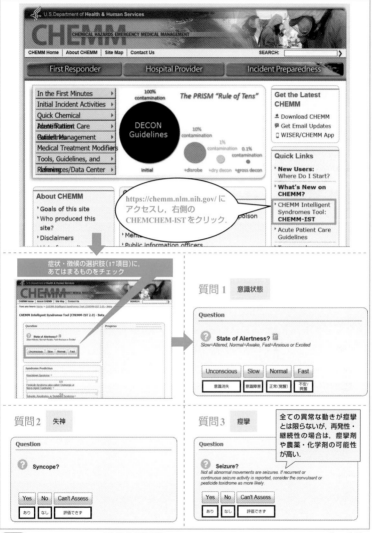

図3 CHEMM-IST の具体的活用法 (つづく)

〔小井土雄一（研究代表）：平成30年度厚生労働行政推進調査事業費補助金（健康安全・危機管理対策総合研究事業），2020年オリンピック・パラリンピック東京大会等に向けた化学テロ等重大事案への準備・対応に関する研究．をもとに作成〕

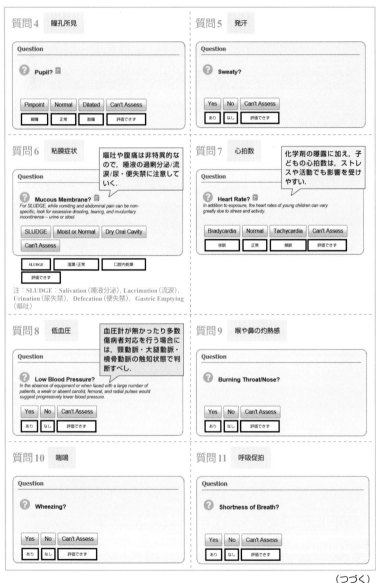

質問 4　瞳孔所見

Question

❓ Pupil?

Pinpoint	Normal	Dilated	Can't Assess
縮瞳	正常	散瞳	評価できず

質問 5　発汗

Question

❓ Sweaty?

Yes	No	Can't Assess
あり	なし	評価できず

質問 6　粘膜症状

嘔吐や腹痛は非特異的なので，唾液の過剰分泌/流涙/尿・便失禁に注意していく．

Question

❓ Mucous Membrane?
For SLUDGE, while vomiting and abdominal pain can be non-specific, look for excessive drooling, tearing, and involuntary incontinence – urine or stool.

SLUDGE	Moist or Normal	Dry Oral Cavity
Can't Assess		

SLUDGE	湿潤/正常	口腔内乾燥
評価できず		

注：SLUDGE：Salivation（唾液分泌），Lacrimation（流涙），Urination（尿失禁），Defecation（便失禁），Gastric Emptying（嘔吐）

質問 7　心拍数

化学剤の曝露に加え，子どもの心拍数は，ストレスや活動でも影響を受けやすい．

Question

❓ Heart Rate?
In addition to exposure, the heart rates of young children can vary greatly due to stress and activity.

Bradycardia	Normal	Tachycardia	Can't Assess
徐脈	正常	頻脈	評価できず

質問 8　低血圧

血圧計が無かったり多数傷病者対応を行う場合には，頸動脈・大腿動脈・橈骨動脈の触知状態で判断すべし．

Question

❓ Low Blood Pressure?
In the absence of equipment or when faced with a large number of patients, a weak or absent carotid, femoral, and radial pulses would suggest progressively lower blood pressure.

Yes	No	Can't Assess
あり	なし	評価できず

質問 9　喉や鼻の灼熱感

Question

❓ Burning Throat/Nose?

Yes	No	Can't Assess
あり	なし	評価できず

質問 10　喘鳴

Question

❓ Wheezing?

Yes	No	Can't Assess
あり	なし	評価できず

質問 11　呼吸促拍

Question

❓ Shortness of Breath?

Yes	No	Can't Assess
あり	なし	評価できず

（つづく）

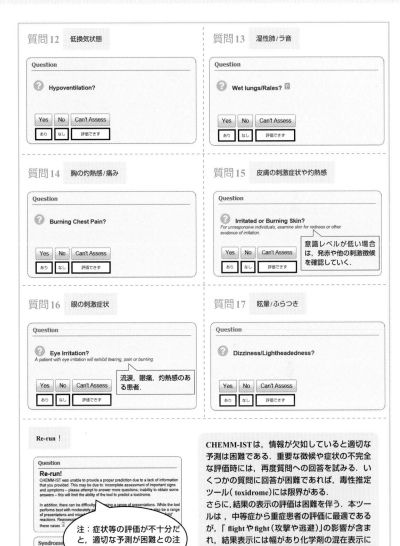

質問12　低換気状態

Question

❓ Hypoventilation?

Yes	No	Can't Assess
あり	なし	評価できず

質問13　湿性肺/ラ音

Question

❓ Wet lungs/Rales?

Yes	No	Can't Assess
あり	なし	評価できず

質問14　胸の灼熱感/痛み

Question

❓ Burning Chest Pain?

Yes	No	Can't Assess
あり	なし	評価できず

質問15　皮膚の刺激症状や灼熱感

Question

❓ Irritated or Burning Skin?
For unresponsive individuals, examine skin for redness or other evidence of irritation.

Yes	No	Can't Assess
あり	なし	評価できず

> 意識レベルが低い場合は、発赤や他の刺激徴候を確認していく.

質問16　眼の刺激症状

Question

❓ Eye Irritation?
A patient with eye irritation will exhibit tearing, pain or burning.

Yes	No	Can't Assess
あり	なし	評価できず

> 流涙、眼痛、灼熱感のある患者.

質問17　眩暈/ふらつき

Question

❓ Dizziness/Lightheadedness?

Yes	No	Can't Assess
あり	なし	評価できず

Re-run！

Question

Re-run!
CHEMM-IST was unable to provide a proper prediction due to a lack of information that you provided. This may be due to: incomplete assessment of important signs and symptoms – please attempt to answer more questions; inability to obtain some answers – this will limit the ability of the tool to predict a toxidrome.

In addition, there can be difficulty ○○○ing a range of presentations. While the tool performs best with moderately ○○○ ○○○ ○○○ ○○○ also be a range of presentations and mig○○○ ○○○ ○○○ ○○○ ○○ a stiff reactions. Reassess ○○○ ○○ ○○○ these cases ○○

> 注：症状等の評価が不十分だと、適切な予測が困難との注意あり.

Syndrome

Knockdown Syn○○○○

Pesticide Syndrome (also called Cholinergic or

CHEMM-ISTは、情報が欠如していると適切な予測は困難である。重要な徴候や症状の不完全な評価時には、再度質問への回答を試みる。いくつかの質問に回答が困難であれば、毒性推定ツール（toxidrome）には限界がある。

さらに、結果の表示の評価は困難を伴う。本ツールは、中等症から重症患者の評価に最適であるが、「flightやfight（攻撃や逃避）」の影響が含まれ、結果表示には幅があり化学剤の混在表示になることもある。この様な症例では、時間を延長（分〜時間）した再評価が有用である。

（つづく）

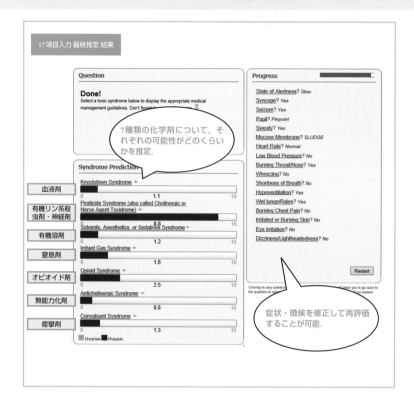

2）**CHEMM-IST活用時の留意事項** ・・・・・・・・・・・・・・・・・・・・・・・・・・・・・・・・・・・

　①Syndrome Predictionは，「何点以上であれば確定」というものではなく，
　　他剤とのバランスを見ながら化学剤を推定する必要がある．

　②CHEMM-ISTで鑑別対象となる化学剤は，現時点では7種類．
　　びらん剤は対象化学剤に入っていない．
　　びらん剤的な症状を選択した場合には，窒息剤の可能性が最も高くなる．

　③CHEMMは改訂が繰り返されており，定期的なアップデートが必要．

④症状・徴候の選択肢は，17項目に追加されている．

⑤上記制限を踏まえたうえで，CHEMM-ISTは「迅速な鑑別・対応を行うための初期スクリーニングツール」と認識して使用していく必要がある．

⑥ある程度の鑑別および初期対応を行いつつ，日本中毒情報センターに対し専門的対応・助言を求める体制が望ましい．

H 化学剤に対する防護

①災害現場へ進入する前に判明した情報に基づいて，適切な防護装備（防護マスクや防護衣など）を選択する（表6）．

②防護装備にはレベルAからレベルDまである．

③原因物質がわからない場合は，レベルA防護衣を着用し最高度の安全性を確保する．

④原因物質が化学剤と判明している場合においても，最低でもレベルCの防護衣を着用する．

⑤検知結果や現場状況が不明な最初期には，防護のレベルを高くする必要がある．

⑥レベルA防護衣の場合および空気ボンベ使用時は，チームリーダーと現地指揮所は常に対応要員の空気ボンベの残量・数を掌握し，必要に応じ機能点検を命じる．

⑦米軍では，神経剤予防策としてピリドスチグミン（メスチノン®）を採用することもある．

表6 化学剤テロ対処のための個人防護装備（PPE）のレベル（15ページ，図7参照）

レベル	適用する状況	防護装備
A	最高レベルの防護を要する場合	完全な化学防護衣．陽圧式の自己完結型呼吸装置．化学防護用の二重の手袋・ブーツ．スーツと内部の完全な空気シール．
B	皮膚の危険がより低い場合	レベルA並みの完全な呼吸防護．ただし空気シールはレベルAに劣る．
C	空気中の有害物質が少ない場合	顔面の吸収缶式防護マスク．化学防護衣．
D	化学剤曝露の危険がない場合	ラテックスの手袋．眼の防護．突然の危険に備え，緊急用呼吸装置を装着する．

〔Kenar L, et al：Prehospital management and medical intervention after a chemical attack. Emerg Med J 2004;21:84-88. をもとに作成〕

■ 化学剤の除染

①除染を重視するあまりに，傷病者への医療をおろそかにしてはならない．
②非持久性（一時性）化学剤は，揮発性が高く，除染の必要性は少ない．
③除染が必要となるのは，持久性化学剤およびテロ・災害発生初期のG剤・VX・ノビチョクである．
④被災者の除染は，脱衣によって90％程度は達成するという点も考慮する．
⑤除染資機材等がない場合には，脱衣する地域や施設を確保する．

1） 人の除染

①テロによる被災者が対象の除染所では，テロリスト混在も予測されるため，可能な限り除染対象者の登録を実施する．
②「連携モデル」（35ページ）では，人への除染は消防が担当するが，汚染した被災者が多数の場合は災害派遣の枠組みで自衛隊が実施することもある．

2） 除染の優先順位

①除染の優先順位は，歩行可否と汚染徴候の有無で決め，歩行可能者は自らが除染する．
②自力歩行できず「汚染徴候」のある汚染傷病者に対しては最優先で除染を行う（優先順位1）．
③歩行不能者で「汚染徴候」のない者では，脱衣と必要により乾式（ドライ）除染を実施する（優先順位2）．
④歩行可能者では「汚染徴候」があれば優先順位3，なければ優先順位4になる．
⑤「汚染徴候」とは，液状物等の付着や皮膚刺激症状の存在をいう．

3） 地域の除染

①「連携モデル」（35ページ）で，地域除染は必要に応じて災害派遣要請により派遣された自衛隊など関係機関が実施すると定められている．
②野外除染では通常，汚染水の回収は不要だが，市街地での汚染水は市民への配慮および環境保全の観点から可能な限り回収する．
③英国などでは，汚染水の大量の水による希釈処理を認めている．

ⓐ屋内の除染要領(地下鉄等)

①大量の携帯除染器を使用して除染する.

②除染車(除染装置)等のホースを延長し,屋内にスプレーガンを持ち込み除染する.

③汚染水は可能な限り全量回収する工夫が必要である.

④回収不能時には,汚染水を一時的に溜める場所を設け,汚染水の検知後に水で希釈して下水道へ排水する.

⑤汚染水の処理は,現地指揮所と事前に調整し了解を得る.

⑥気化した化学剤が存在する場合は,付近住民を地域外避難,または屋内退避(必ず屋内の空調設備を停止)後に,空調装置等により強制排気させる.

ⓑ屋外の除染

①広範囲で複雑な構造物(住宅地,ビル等)が汚染された場合は,平坦な地域は除染車による除染を実施する.

②狭い,あるいは複雑な場所は,携帯除染器による除染などの複数の手段を併用する.

③ビルの壁等は,屋上に携帯除染器を持った隊員を配置し,下に向けて除染剤を噴霧する.

Ｊ 医療機関での除染

1)病院前除染

①病院敷地内で,ゾーニングを設定して除染を開始するにはかなりの時間を要する.

②準備中にも汚染された被災者が,自力で直近の病院に殺到する可能性が高い.

③最悪の場合,医療機関が汚染されることも予測され,未然に防ぐためには病院前に除染所を設置する.

④除染手順はテロ・災害現場除染の場合に準ずるが,ゾーニングによって医療機関内に汚染を持ち込まないことが肝要である.

2)基本的な活動要領

①病院周辺を含め,汚染区域と非汚染区域とに分ける.常に汚染区域と非汚染区域を明確に区分する.

②テロ・災害現場で一次除染を受けた被災者は,病院の受け入れ口で除染を受けていない被災者と混同しないようにする.

③医療スタッフは，汚染チーム，非汚染チーム，被災者受け渡しチームの3チームに分かれる．

④スタッフが他チームと兼任することを避け，汚染と非汚染との境界線を厳守する．

⑤救助者，器具，担架やその他の物品が汚染区域から非汚染区域へ移動することを避ける．

⑥警備要員は，被災者と被災者以外の外来患者，被災者の家族の動線が交わらないようゾーニングを徹底する．

3）医療機関での対応の基本

①化学剤の治療では，剤種の推定/同定による拮抗剤投与か迅速な除染か，どちらを優先するかを判断しなければならない．

②初期患者の管理では，支持療法と対処療法に細心の注意を払わなければならない．

③初期治療には，ABCDD*が基本となる．

④病院治療では，二次汚染や汚染拡大防止に留意しながら，除染時期を考慮しつつ救命しなければならない．

⑤使用した個人防護装備（Personal Protective Equipment：PPE），体液，廃棄物は，通常の廃棄物と区別し，特別な配慮のもとでの破棄をしなければならない．

＊：ABCDD：Airway（気道確保），Breathing（呼吸），Circulation（循環および支持療法），Decontamination（除染），Drug（拮抗剤）．

4）汚染区域（救急外来の前）での活動

①除染を受けていない区域で，除染前トリアージポストを置く．

②汚染区域には除染所を置き，被災者の除染を行う．

③除染を受けていない被災者は除染後，トリアージを経て病院内（または外）の非汚染区域に移動させる．

④汚染区域内では，最低でもレベルCの防護衣を着用すべきである．受け渡しチームも同様のレベルCが望ましい．

⑤エアライン型のレベルB防護衣は単価が安く，すでに一部医療機関で導入されている．

5）非汚染区域（救急外来）での活動

①医療スタッフは通常の診療衣で可能であるが，必要以上に被災者に触れないようにする．

②化学剤テロ・災害の場合は、手術用手袋による操作性と厚手のゴム製手袋の防護性とのバランスをとる必要がある.

③毒物混入事件においては、胃洗浄時に胃酸と反応して危険なガスを発生する場合*があり、呼吸防護具を装着し閉鎖的に胃洗浄を行う.

＊：アジ化ナトリウム中毒時のアジ化水素、硫化物中毒の硫化水素、砒素中毒時の砒化水素、青酸化合物中毒のシアン化水素等.

K テロ・災害現場での医療行為

1) 化学剤傷病者における治療の優先順位（MARCH）（表7）

①化学剤テロ・災害におけるホットゾーンでの救護は、戦場における砲火下での救護と類似する.

②危険な状況下では、救護処置は救命上真に必要なものに限定して行われる.

③危険を顧みずに救護しようとすると、救護者自身が汚染され、かえって傷病者の数を増やすことになる.

表7 化学剤テロ・災害によるホットゾーンでの処置における優先順位（MARCH）

Massive hemorrhage（大出血への処置［緊縛止血など］）
Airway and antidote（気道確保と拮抗剤）
Respiratory protection and oxygen（呼吸防護と酸素）
Circulatory system management（循環管理）
Head（中枢神経系評価、AVPU［awake, verbal, pain, unresponsive］と瞳孔）

〔Byers M, et al:Clinical care in the "Hot Zone". Emerg Med J 2008;**25**:108-112. をもとに作成〕

L 化学剤各論

1) 神経剤〔タブン（GA），サリン（GB），ソマン（GD），VX，ノビチョク〕

【特性】

①サリンは、無臭性で最も揮発性が高い.

②タブンはサリンやソマンより揮発性が低く、蒸気の吸入による危険性が大きい. VXは硫黄を含む有機リン化合物の油状液体で、揮発性は低いが殺傷力が強い.

③ノビチョク（65ページ）は第四世代化学剤（84ページ、同章付録D）に分類され、VXの5〜8倍の毒性とされている.

④神経剤は全身の神経・筋接合部組織のアセチルコリンエステラーゼ（AChE）を抑制し、アセチルコリン（ACh）過量となり様々な症状を

生じる.

【徴候と症状】

特徴的な症状は縮瞳であり,その他症状は<u>SLUDGE</u>*と略される.

重症者は,縮瞳,鼻汁,気管分泌亢進,呼吸障害,全身痙攣に進展し死に至る.

*:Salivation(唾液分泌,よだれ),Lacrimation(流涙),Urination(尿失禁),Defecation(便失禁),Gastrointestinal upset(消化管不定愁訴),Emesis (vomiting, 嘔吐).

＜曝露経路別の出現症状＞

症状は,曝露の経路(蒸気/液体)と容量に依存する.

①蒸気:縮瞳,鼻汁,流涙,軽度の呼吸困難.

②液剤:局所の発汗,嘔気,嘔吐,虚脱感,筋攣縮.

③大量曝露:突然の意識消失,痙攣,無呼吸,弛緩性麻痺,
　　　　　　多量の分泌物,縮瞳.

注:液剤曝露では,大容量時や直接眼に曝露されないかぎり,縮瞳が生じないこともあり注意を要する.また,子どもでは縮瞳が明瞭でない場合があり注意が必要である.

＜臨床症状＞(30〜60分後に必ず再チェック)

縮瞳,鼻汁,流涙,呼吸困難とともに,眼球の奥・前額部の鈍痛も特徴的である.

①瞳孔の収縮(暗光の中で検査を実施)

　眼の前が暗くなる.眼がかすむ.眼の奥が痛くなる.

②呼吸が苦しくなる.

　胸が締めつけられ,呼吸が苦しくなる.

③多量の汗,流涙,鼻汁,頭痛,吐き気,等.

④痙攣,尿失禁,便失禁.

⑤昏睡,呼吸停止.

【除染方法】

大量の水,中性石鹸,Reactive Skin Decontamination Lotion(RSDL®).

【検査法】

急性期では,赤血球コリンエステラーゼ(ChE)値は血漿 ChE 値よりもより感受性が高い.

【治療】

ポイントは気道の確保であり,呼吸困難に対し換気と気道の吸引が必須である.

アトロピン，プラリドキシムヨウ化メチル（PAM），ジアゼパムが基本，最小限の治療で高い確率で救命が可能である.

ⓐ神経剤の作用機序

①神経剤は，神経伝達物質アセチルコリンの分解酵素であるアセチルコリンエステラーゼに強く結合してその活性を阻害する（図4）.

②その結果，アセチルコリンは加水分解されず，体内の様々な部位においてアセチルコリンが過剰に蓄積し毒性作用をもたらす.

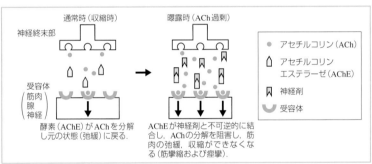

通常時（収縮時）　曝露時（ACh過剰）

神経終末部

受容体（筋肉腺神経）

酵素（AChE）がAChを分解し元の状態（弛緩）に戻る.

AChEが神経剤と不可逆的に結合し，AChの分解を阻害し，筋肉の弛緩，収縮ができなくなる（筋攣縮および痙攣）.

● アセチルコリン（ACh）
Π アセチルコリンエステラーゼ（AChE）
🏴 神経剤
⌣ 受容体

図4　神経剤の作用機序と治療

ⓑ神経剤におけるエージング（老化）

神経剤はAChEと結合すると，リン酸化コリンエステラーゼとなり時間経過とともに復活剤PAMを寄せ付けないようになる. この現象をエージング（老化）とよぶ. ほとんどの神経剤のエージング時間は，急性期症状が出現する時間より長い. しかし，ソマンのエージング時間は約2分であり，PAMの有効性は2分後には大きく減少する.

ⓒ神経剤のゾーニング

神経ガスの少量曝露時には，ただちに60m避難し，その後風上に日中0.4km/夜間1.1km以上退避することが推奨されている. また，化学剤の大量曝露時にはただちに400m避難し，その後風上に日中2.1km/夜間4.9km以上まで退避することが推奨されている.

ⓓ神経剤の同定とトリアージ

①初動対応要員は，傷病者の神経剤曝露時の初期徴候（視野が薄暗くなる，

結膜充血, 鼻汁, 胸部圧迫感, 軽度の筋力低下など)の有無をまず確認する.

②周辺植物や小動物の変化にも注意を向け, 様々な異変があればただちに周囲に警告を発する.

③意識消失, 痙攣や筋強直, 呼吸困難や無呼吸の傷病者は, 適切・迅速な治療で救命可能であり緊急治療群(赤)に分類される.

④どのような傷病者でも経過観察を十分に行い, 30～60分後に再度トリアージを実施し, 必要に応じ治療を行う(表8).

表8　神経ガス傷病者のためのトリアージ

治療不要群(緑)	歩行や会話可能
	縮瞳, 鼻汁, 軽度から中等度の呼吸困難
待機治療群(黄)	神経剤曝露や拮抗剤にての回復
	分泌物の消失, 呼吸の改善
緊急治療群(赤)	意識レベル低下, 話せるが歩行困難, 2臓器以上の障害(例；呼吸器系, 消化管系, 循環器系, 筋肉系, 中枢神経系)
	痙攣または痙攣後, 重度な呼吸不全, 心停止
救命困難群(黒) (死亡)	意識消失
	長時間の呼吸・心停止

上段：病態, 下段：症状.

〔CHEMM: Nerve Agents - Prehospital Management, Hot/Warm Zones (https://chemm.nlm.nih.gov/na_prehospital_mmg.htm#top)をもとに作成〕

◉治療薬の投与(表9)

①軽症～中等症

アトロピン初期最大投与量2 mg(筋注)を5～10分ごとに, 呼吸困難, 換気抵抗性や分泌物が軽減するまで繰り返し投与する.

・換気抵抗性は重要である. 換気抵抗性が改善するまでアトロピンは5分以内に初期量(2 mg)を繰り返し投与する.

・液体曝露による嘔吐や下痢症では, 同様の方法でアトロピンを投与していく.

・通常, アトロピンの筋注を行えば, 20～25分間の効果が持続する.

・PAMは最初の1時間で, 総計45 mg/kgまで投与を実施する(その後も1時間ごとに45 mg/kgの投与を考慮).

②重症例

　アトロピン初期投与量2 mg（筋注）を子ども（8〜14歳），青壮年，妊婦と高齢者では，分泌物消失，呼吸困難消失，呼吸換気が正常に回復するまで，2〜5分ごとに投与を繰り返す．乳幼児では0.05 mg/kg（0.25 mg〜0.50 mg），子ども（3〜7歳）では1 mgを繰り返し投与する．

・PAMは600 mg 2回を繰り返し，可能なら静脈投与を考慮する．

③痙攣時のジアゼパム投与量

・乳幼児/子ども：0.2〜0.5 mg/kg筋注を2〜5分ごとに繰り返し投与（総計：5歳未満5 mg，5歳以上10 mg）．

・青年/成人/妊婦/高齢者：5〜10 mg筋注を10〜15分ごとに繰り返し投与（総計30 mg）．

④投与の中止基準

・アトロピン：分泌物乾燥または総量20 mg.

・PAM：自発呼吸の再開.

・ジアゼパム：痙攣停止.

⑤ピリドスチグミンによる予防

・神経剤予防薬としてピリドスチグミンがあり，米軍ではFDAの認可を

表9 神経剤（サリン）曝露患者（中等症/重症）に対する拮抗剤投与量

	アトロピン/筋注	PAM/筋注
乳幼児（0〜2歳）	0.05 mg/kg (0.1 mg/kg)	15 mg/kg (45 mg/kg)
子ども（3〜7歳，13〜25 kg）	1 mg (0.1 mg/kg)	15 mg/kg (600 mg)
学童/生徒（8〜14歳，26〜50 kg）	2 mg (4 mg)	15 mg/kg (1,200 mg)
青壮年	2〜4 mg (6 mg)	600 mg (1,800 mg)
妊婦	2〜4 mg (6 mg)	600 mg (1,800 mg)
高齢者・フレイル	2 mg (2〜4 mg)	10 mg/kg (1,200〜1,800 mg)

上段：中等症，下段（　）：重症.
PAMは静注では20〜30分間で投与.
〔CHEMM：Nerve Agents - Emergency Department/Hospital Management，Treatment Area（https://chemm.nlm.nih.gov/na_hospital_mmg.htm#top）をもとに作成〕

　得て装備している.

・ピリドスチグミンは，神経剤からアセチルコリンエステラーゼを保護する働きがある.

❼神経剤の汚染・傷病者への自動注射器

①自分または仲間同士で投与可能な神経剤曝露傷者用の「自動注射器（auto-injector：AI）」がある（表10）.

②神経剤の曝露時の治療として拮抗剤を筋肉内注射するもので，主に軍事用として開発されてきた.

③自動注射器は，神経剤が散布される可能性の高い状況下で行動する者が携帯する.

④アトロピンとPAMが別個にセット化されたMARK I®キットがある（図5）.

⑤軽症者ではMARK I®を1セット，重症者ではMARK I®3セットを自動注射する.

⑥アトロピンとPAMが一体化されたAntidote Treatment Nerve Agent Autoinjector（ATNAA®），とDuoDote®がある.

注：わが国では自動注射器としてANTAA®を使用する.

表10 神経剤傷病者用の自動注射器

種類	アトロピン	PAM
MARK I®	2.0 mg	600 mg
ATNAA®/DuoDote®	2.1 mg	600 mg

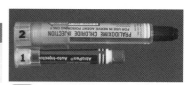

図5 自動注射器（**MARK I® Kit**）
米軍では，個人が3セット携行しており，ジアゼパム10 mgも携行している. 長針のため小児には使用しない.

❽長期影響

①神経剤曝露後，個人差はあるが，軽微な脳波異常が1年以上残存することが報告されている.

②松本サリン事件の中毒患者の5年後の健康調査報告書では，頭痛，易疲労感，眼の疲れなどの自覚症状が報告されている. しかしこの自覚症状が，神経剤が直接影響したものか非特異的なものかどうかは不明である.

③殺虫剤中毒後に報告されている多発神経炎は，神経剤曝露後でも報告されている.

ⓗ ノビチョク

① "ノビチョク"は第四世代化学剤(fourth generation agents：FGA)の1つであり，ロシア語で"新参者"と呼ばれている．最高機密で全容はいまだ明らかにされていない．液体として存在する可能性が最も高いが，超微細な黒色粉末の形状をとることもある．

② 揮発性は低く液性による汚染の危険性が高く，毒性は非常に強く極少量でも死亡に至る(VXの5〜8倍の毒性)．液体曝露による皮膚吸収が最も可能性が高いが，粘膜(眼，鼻，口)，吸入，摂食でも体内に吸収される．

③ 持続性であり，未除染では環境中に数日から数か月も残存し環境汚染が深刻で，数mLで数百人に影響する．

④ 曝露後の症状出現は3日までかかることもあり，早期診断は困難なこともある．皮膚汚染は完全に除染できるまで吸収が持続するために，数時間〜数日経過した後の除染でも効果的である．

⑤ 検知器ライブラリーにデータがなく，検知は他剤と比較し難しく，専門検査室での同定も困難である．検知紙(米国M8検知紙または東洋紡株式会社製検知紙)では，10秒後ではVXと同様の深緑色，1分では黄色，10分ではやや淡緑色を呈することより，現時点では即時・簡便性から有効な検知手段と考えられる(ただし，検知紙で陰性だからといってノビチョクを否定できない)．

⑥ 患者の症状はノビチョクを疑う唯一の手掛かりであり，症状はSLUDGE(よだれ，流涙，尿失禁，便失禁，消化管不定愁訴，嘔吐)とDUMMBELS(便失禁，尿失禁，縮瞳/筋力低下，気管攣縮/気管分泌過多，徐脈，嘔吐，流涙，唾液分泌/汗)である(ムスカリン様作用)．

⑦ ニコチン作用として筋骨格系症状のMTWHFで示される．MTWHFとは，散瞳(Mydriasis)，頻脈(Tachycardia)，筋力低下(Weakness)，高血圧(Hypertension)，線維束性攣縮(Fasciculation)である．

⑧ 致死的な痙攣や気管支攣縮が動物実験では特徴的であるが，数少ないヒト事例では観察されていない．

⑨ 血液検査では，顕著な代謝性アシドーシス，高乳酸血症を呈する．

⑩ サリンなどとの神経剤の鑑別では，ノビチョクに伴う末梢感覚障害が有用とも報告されている．

⑪ オピオイド剤/ストリートドラック(路上薬物)の過剰摂取は通常とは異なる症状を呈し，時にノビチョクとの鑑別が困難なこともある．

⑫ 除染は，脱衣に引き続き紙タオルや乾いたタオルでのドライ除染を迅速に実施する．除染ローションのRSDL®が，現場除染では推奨される．脱衣衣服や除染に用いたタオルなどは二重のビニール袋に入れた後に焼

　　却が望ましい.

⑬水除染は，集団除染に準じて高容量/低圧シャワー（ミスト状）を用いて，石鹸水を使用して柔らかい布やスポンジで優しく拭き取っていく.

⑭水溶性で長期環境中に残留するために，除染排水は厳重に管理し触れてはいけない.

⑮アルコールを含む消毒剤は，第四世代化学剤の体内吸収を促進したり，皮膚汚染範囲が拡大するので避ける. 皮膚汚染に漂白剤も使用してはならない.

⑯治療は，通常治療量（アトロピン/PAM）では抵抗性で，高用量で長期間の繰り返し投与（約3倍量）が必要となる（表11）. 血液や尿のサンプルは必須である.

⑰成人2名が外傷もなく意識障害で倒れていることは異常であり，神経剤，特にノビチョクを疑うことも重要である. 2017年英国ノビチョク事案では，救助に当たった警察官，救急隊員も傷病者となった. 初動対応要員は適切なPPEを装着しなければならない.

2）びらん剤（マスタード，ルイサイト，ホスゲンオキシム）・・・・・・・・・・・・・・・・・

【特性】

①マスタード（硫黄マスタード，窒素マスタード），ルイサイトやエチルジクロロアルシンなどの有機砒素化合物，ホスゲンオキシムなどがある.

②マスタードは油っぽい黄色から茶色の液体で，臭いはニンニク，カラシ（マスタード）様である.

③マスタード曝露では，直後から組織・細胞障害が起こるが症状/徴候出現は数時間（1～12時間）後である（表12）.

④ルイサイトやホスゲンオキシム曝露では，ただちに症状や徴候が出現する（表13）.

⑤揮発性は低いが，暖かい気候の蒸気では危険レベルに達する.

【徴候と症状】

①接触すると皮膚や眼などの組織を損傷し，吸入すると気道や肺を障害する.

②皮膚障害の程度は，びらん剤の濃度および皮膚への接触時間に直接比例する.

③主な症状は，皮膚の紅斑と水疱が特徴的である.

④蒸気曝露では，眼の刺激症状・充血や結膜炎，上気道の刺激症状が起こる.

表11 病院でのノビチョクの治療推奨（体重別）

患者年齢	治療薬（拮抗剤）		追加治療
	軽症/中等症	重症	
乳幼児 （0〜2歳）	アトロピン 0.05 mg/kg IV/IO/IM および 2-PAM 15〜30 mg/Kg IV/IO/IM	アトロピン 0.1 mg/kg IV/IO/IM および 2-PAM 45 mg/Kg IV/IO/IM；および ミダゾラム 0.15 mg/Kg IV/IO/IM またはジアゼパム 0.2〜0.5 mg/kg IV/IO/IM またはロラゼパム 0.1 mg/Kg IN または（ロラゼパム 0.2〜0.5 mg/Kg IV/IO/IM）	軽症/中等症例：再投与 アトロピン（2 mg）（子ども 3〜7歳，1 mg；乳幼児，0.25〜0.5 mg）5〜10分間隔．分泌物が止まるか，呼吸が楽になるか，気道抵抗が元の正常に戻るまで投与． 重症例：再投与アトロピン 上記量を2〜5分間隔で投与．抗痙攣剤は，痙攣の有無に関わらず重症例では投与．
子ども （3〜7歳； 13〜25Kg）	アトロピン 1 mg IV/IO/IM および 2-PAM 15〜30mg/Kg IV/IO/IM	アトロピン 2 mg/kg IV/IO/IM または アトロピン 0.1 mg/Kg IV/IO/IM；および 2-PAM 45 mg/Kg IV/IO/IM；およびミダゾラム 5 mg/Kg IV/IO/IM またはジアゼパム 0.2〜0.5 mg/Kg IV/IO/IM またはロラゼパム 0.1 mg/Kg IN（ロラゼパム 4 mg/Kg IV/IO/IM）	
子ども （8〜14歳； 26〜50Kg）	アトロピン 2 mg/kg IV/IO/IM および 2-PAM 15〜30mg/Kg IV/IO/IM	アトロピン 4 mg/kg IV/IO/IM または/および 2-PAM 45 mg/Kg IV/IO/IM；およびミダゾラム 5 mg/Kg IV/IO/IM またはジアゼパム 0.2〜0.5 mg/Kg IV/IO/IM またはロラゼパム 0.1 mg/Kg IN（ロラゼパム 4 mg/Kg IV/IO/IM）	
青年 （>14歳） 成人	アトロピン 2〜4 mg IV/IO/IM および 2-PAM 600 mg/Kg IV/IO/IM	アトロピン 6 mg/kg IV/IO/IM または/および 2-PAM 1,800 mgIV/IO/IM；およびジアゼパム 10 mg IV/IO/IM またはミダゾラム 10 mg IV/IO/IM またはロラゼパム 6 mg IV/IO/IM/IN	痙攣があれば，ベンゾジアゼピンは痙攣が治まるまで投与． 換気補助は，治療薬（拮抗剤）投与後に必要があれば実施．
高齢者 フレイル	アトロピン 2 mg IV/IO/IM および 2-PAM 10 mg/Kg IV/IO/IM	アトロピン 2〜4 mg IV/IO/IM または/および 2-PAM 25 mg/Kg IV/IO/IM；およびジアゼパム 10 mg IV/IO/IM またはミダゾラム 10 mg IV/IO/IM またはロラゼパム 6 mg IV/IO/IM/IN	

適切な支持療法や症状対応医療が，患者管理にも重要である．
ノビチョク曝露症例では，通常の典型的な治療量では抵抗性である．
他の神経剤と比し，高用量（約3倍）で長時間の繰り返しの投与が必要となる．
IV：静脈注射，IN：鼻腔内投与，IM：筋肉注射，IO：骨髄注射．
骨髄注射(IO)については日本では一般的に行われていない．
〔CHEMM：Fourth Generation Agents: Hospital Medical Management Guidelines（https://chemm.nlm.nih.gov/nerveagents/FGAMMGHospital.htm）をもとに作成〕

⑤大量曝露時には，出血性肺水腫，骨髄幹細胞障害（汎血球減少），消化管障害（難治性嘔吐・下痢）がみられる．

【除染方法】

大量の水での除染，RSDL®が効果がある．

【検査法】

血液・組織中のマスタードを検出・検知する検査法はない．

【治療】

①特異的拮抗剤はなく対症療法が主であり，迅速な除染が障害軽減の唯一の方法である．

②遅い除染であっても，重篤な障害を軽減する．

③ルイサイトには，拮抗剤ジメルカプロール（BAL®：British Anti-Lewisite）が存在する．BAL®は，ショックまたは著しい肺障害患者にのみ投与する．

ⓐマスタード曝露の身体的影響

①蒸気吸入後，臨床症状（眼痛，紅斑，水疱，吐き気，嘔吐）は数時間出現しないこともある．ゆっくり出現し最大で数日にも及ぶ．

②液体曝露された局所症状と，化学剤の吸収による全身症状が同時に進行する．

③大量曝露した傷病者は，広範囲な皮膚，粘膜に化学熱傷を生じ，疼痛，失

表12　マスタード曝露後の徴候，臨床症状

優先順位	曝露後の症状出現	臨床症状
治療不要群 （緑）	4時間以上	軽症の眼症状（視力障害なし）． 体表面積の2%以下の化学熱傷． 軽症の上気道症状（咳嗽，咽頭痛）．
待機治療群 （黄）	4時間以上（眼と皮膚） または 12時間以上（呼吸器）	視力障害． 液体曝露による化学熱傷（体表面積2〜50%）． 呼吸器症状（喀痰を伴う咳嗽，呼吸困難）．
緊急治療群 （赤）	4時間以内（から12時間まで）	呼吸器症状（呼吸困難）． 液体曝露による化学熱傷（体表面積50%以上）で，軽微な呼吸器症状．
救命困難群 （黒） （死亡）	4時間以内	液体曝露による体表面積50%以上の化学熱傷，呼吸困難．

〔CHEMM：Mustard - Prehospital Management（https://chemm.nlm.nih.gov/mustard_prehospital_mmg.htm）をもとに作成〕

明，呼吸困難が主な症状である．

④眼症状は曝露後数時間，それ以上も症状が出現しないこともある．強烈な眼痛，腫脹，涙，羞明(光に過敏)が出現し，高濃度曝露では角膜浮腫，穿孔，失明がみられる．

⑤皮膚症状は液体曝露後，しばしばすぐには疼痛は出現しないが，水疱と紅斑は出現する．水疱は2〜18時間後に出現し，さらに4〜8時間後に掻痒性紅斑が認められる．水疱は湿潤な腋窩や鼠径部にみられることが多い．蒸気曝露での化学熱傷はI〜II度で，液体曝露ではII〜III度でより重症となることが多い．

⑥呼吸器症状として被ばく4〜6時間以内に，嗄声，咳嗽，喘鳴を生じる．

⑦出血性気管支炎や気道壊死などの重篤な呼吸器症状は，曝露24時間以降に出現する．

⑧他のびらん剤と異なり，慢性障害(気道狭窄，気管支拡張症，肺がん)を生じる．

ⓑマスタード曝露後，皮膚症状出現に要する期間

発赤の徴候	1時間	水疱最大化，一部壊死	42〜72時間
明らかな紅斑	2〜3時間	びらん面露出	6〜9日
浮腫を伴う紅斑	8〜12時間	壊死組織・剥離	20〜28日
水疱発生	13〜22時間	治癒	22〜29日

表13 ルイサイト曝露後の臨床症状

障害部位	臨床症状
皮膚	5分以内に表皮が壊死し灰色の病変を生じる． マスタードより早く紅斑，水疱を形成し，組織壊死・脱落は重篤である．
眼	疼痛と眼瞼痙攣を生じ，引き続き結膜・眼瞼浮腫が生じる． 曝露量が多ければ，虹彩炎，角膜損傷が出現する．
肺	マスタードと同様の気道徴候や症状を呈する． 用量依存性で，気道末梢に進展し，偽膜形成が著明である． 肺水腫の出現例では，複雑な病態を呈し重篤である．
その他	嘔吐・下痢を伴った肝・腎壊死を引き起こす．

ヒトでのデータはほとんどない．

マスタードに比べ，曝露後ただちに皮膚病変(紅斑，水疱，壊死)や眼痛を生じる．

曝露に早期に気づくため，重篤な症状をきたす前に汚染地域から脱出できる可能性が高い．

〔Levin HS, et al：Anxiety associated with exposure to organophosphate compounds. Arch Gen Psychiatry 1976;**33**:225-228をもとに作成〕

© トリアージ

①マスタード曝露者のほとんどは，待機治療群(黄)か治療不要群(緑)にトリアージされる.

②皮膚熱傷面積が全身の50％を超える患者は，ほとんどが救命困難群(死亡，黒)となる.

③全身の25％以上の曝露では，数週間から数か月の集中治療を要する.

④マスタード曝露で緊急治療群(赤)にトリアージされるのは，中等症～重症の呼吸器徴候や症状を訴える患者である.

⑤曝露後4～6時間以内に重症呼吸器症状を呈する患者は，予後不良である.

④ びらん剤に対する治療法

①びらん剤での曝露傷病者の処置で最も重要なことは，迅速な除染である.

②組織障害を防げるのは，被ばく後1～2分以内に除去した時だけである.

③数時間経過後の除染でも，組織障害の進行を妨げる効果がある.

④大量曝露時の多臓器不全時の治療は非常に複雑である．強烈な痛みを伴い麻薬性鎮痛剤の注射を必要とする.

⑤体液漏出は重症熱傷症例ほど多くはなく，大量補液は必要としないことが多い.

⑥ルイサイトによる重症者には，BAL®は3～5 mg/kgを4時間ごとに4クール投与する．投与量は症状や重症度に応じて調整する.

⑦BAL®はルイサイト傷病者において，全身状態を改善するが皮膚びらんには効かない.

⑥ 臓器別治療

①皮膚紅斑には，カラミンやその他のローション，クリーム(0.25％カンフル，メントール)が有効である．水疱では，熱傷に準じた治療を実施するが，治療に時間を要する．広範な皮膚欠損であれば，皮膚移植が必要となる.

②眼障害には，十分な洗浄後に点眼液を用いる．ホマトロピン眼軟膏は癒着の減弱や予防，抗菌薬点眼は感染予防に役立つ.

③肺障害では，咽頭痛，乾性咳嗽，嗄声はネブライザーや鎮咳薬が有効である．被ばく12～24時間後の湿性咳嗽，呼吸困難は，無菌性気管支炎や肺炎を併発し抗菌薬が必要なこともある.

④消化器症状(吐き気，嘔吐など)には，アトロピン，制吐薬が使用される．遷延する嘔吐や大量の下痢は，重篤な全身中毒の直接影響と考えられ予後不良である.

❻非特異的治療・処置
　①除染.
　②酸素投与.
　③気道確保(気管挿管),機械的換気.
　④気管支拡張薬投与,輸液.
　⑤抗菌薬投与(予防的投与はしない).
　⑥副腎皮質ホルモン投与(必要により).

3)窒息剤(ホスゲン,塩素等) ⋯⋯⋯⋯⋯⋯⋯⋯⋯⋯⋯⋯⋯⋯⋯⋯⋯

【特性】
　①窒息剤は吸入すると,呼吸器系,特に肺組織を冒し肺水腫等を起こ
　　す.CHEMMでは,刺激ガス症候群(刺激/腐食-吸入症候群)と称さ
　　れる.
　②主な窒息剤としては塩素(CL),ホスゲン(CG),ジホスゲン(DP),
　　クロルピクリン(PS)がある.
　③塩素は空気より重い気体であり,空気中では低層にとどまる.非可
　　燃性で,非常に強い刺激臭がある.
　④ホスゲンは窒息剤のなかで最も危険な物質で,無色ガスで空気より
　　重く地上を滞留(密度が空気の4倍)し,青い干し草臭が特徴である.
　⑤窒息剤では,低濃度曝露の場合では24時間以上の潜伏期間を経て
　　発症する場合もあり,自覚症状が乏しい時も経過観察を要する.

【徴候と症状】
　＜塩素＞
　①曝露するとただちに,眼や鼻の刺激,咳,咽頭痛,流涙を生じる.
　②気道分泌物の増大により窒息感を生じ,胸痛と呼吸困難を伴う.
　③重篤な場合には,劇症肺水腫の様相を呈し,急性呼吸障害を生じる.
　④曝露が短期間なら,症状は一過性で終わり呼吸器障害を残さない.

　＜ホスゲン＞
　①初期には鼻腔や肺の刺激症状がみられ,主症状出現までには潜伏期
　　間がある.
　②潜伏期間中に運動をすると毒性が高まるとされている.
　③肺胞を化学的に傷害し,非心原性の肺浮腫,低血圧,脱水を生じ死
　　に至る.
　④曝露後7時間以降に,胸部X線検査で著明な変化が認められる.

【除染方法】

①液状物により汚染した場合には，大量の水による洗浄が必要となる．眼や皮膚への曝露がなければ，通常除染は必要ない．

②蒸気曝露に対しては新鮮な空気が必要である．

【検査法】

ホスゲンに対する特異的な検査法はない．

【治療】

①蘇生・安静が第一で，呼吸障害に対して呼吸管理，その他必要な対症療法を行う．

②曝露を終結させた後の安静は，極めて重要である．

③嗄声や喘鳴傷病者では，喉頭痙攣の危険に直面しており，気管内挿管が必要である．

④陽圧換気は，肺水腫の合併をわずかに抑制し，マスクによる陽圧換気の早期実施は有用である．

⑤陽圧換気は胸部静脈還流量を減少させ，低血圧を増悪させるので，循環血液量の管理とショックパンツ(MAST)が必要となることがある．

⑥予後は，曝露濃度と時間に依存する．

ⓐ塩素とクロルピクリン

①塩素とクロルピクリンは，第一次世界大戦で化学兵器として使用され多くの被害者を出したが，現在でも産業毒性物質や一般化学物質として，大量・多量に使用されている．

②塩素は漂白剤等に用いられている．次亜塩素酸と酸性物質が反応すると容易に塩素ガスが生成することから，化学工場や家庭で時々塩素ガス中毒が発生する．

③クロルピクリンは，最近米国では無傷害化学剤に分類されているが，元来は窒息剤に分類されている．

④クロルピクリンは，日本では土壌用の燻蒸剤として広く使用されており，クロルピクリン輸送中の事故や燻蒸時の漏洩により中毒事故が起きている．

ⓑトリアージ(表14)

①すべての被災者は厳重に観察され，1時間ごとに再トリアージを考慮する．

②軽度の鼻・咽頭・眼の刺激感や，空咳は治療不要群に分類され，1時間以内に症状は消失する．

③乳幼児は軽症でも，6～12時間救急室での経過観察が望ましい．

④曝露後24時間経っても，無症状で胸部X線写真や動脈血ガスが正常で

あれば治療の必要はないと判明する.

⑤曝露後6時間以上経過してからの肺水腫が出現した患者は，集中治療によって生存する可能性が高い.

・持続する息切れ，咳・胸部圧迫感は，症状が消失するまで入院管理が必要である.

・大量の曝露患者で軽症者であっても，入院での観察が必要である.

・肺水腫は中等量の曝露では2～4時間後，大量曝露では30～60分後に出現する.

⑥曝露後12時間後以上経って症状が出現した患者の予後は比較的良好で，集中医療にてほとんど全症例が救命可能である.

表14 窒息剤曝露傷病者のトリアージ

治療不要群（緑）	曝露はあったが，症状や徴候がないかごく軽症な者
待機治療群（黄）	息切れはあるが頻呼吸，喘鳴を有する者
緊急治療群（赤）	曝露後12時間以内での，重症の呼吸困難や喘鳴・肺水腫の患者
救命困難群（死亡）（黒）	曝露後6時間以内に肺水腫，チアノーゼ，および低血圧が発現した患者

4）血液剤（シアン化水素，塩化シアン等）

【特性】

①シアン化合物は，陰イオンCN^-もしくはその酸化物であるシアン化水素（青酸）（HCN）の総称である.

②シアン化合物は吸入・皮膚・消化管より全身に作用し，血液によって運搬されると考えられたため「血液剤」とよばれた. CHEMMではノックダウン症候群と称される.

③神経剤も同様の血液運搬による作用を示し，今日ではこの名称はあまり合理的な意味をもたない.

④甘いアーモンド様臭（遺伝的に20～40％は遺伝的にこの臭いを感知できない）を呈する.

⑤空気より軽く高い揮発性を有する.

⑥猛毒で効果的濃度以上であれば高い殺傷力を有するが，それ以下では効果がない（all or nothing生物学的活性）.

⑦低濃度（曝露）でも徐々に曝露されれば，徴候/症状は長時間にわたり認められる.

【徴候と症状】

①高濃度曝露では数分(5〜10分)以内に,中枢神経・心血管系・呼吸障害にて死に至る.液体曝露では,特に小児や妊娠では,ただちにもしくは1時間以上して症状が出現しやすい.臨床症状は非特異的であるが,チアノーゼを示さない呼吸困難と「サクランボ色の赤い」皮膚が比較的特徴的である.

②頻呼吸・痙攣・乳酸アシドーシスもみられる.

【除染方法】

①揮発性が高いため通常除染の必要はないが,高濃度曝露時には水などで除染する.

②眼に入った場合は,ただちに除染しなければならない.

【検査法】

初動対応要員は,あらゆる方法でシアン化合物を推定/同定しなければならない.

血中シアン化合物濃度高値と乳酸代謝性アシドーシスがみられる.静脈血の酸素分圧が正常より高値を示す.

【治療】

①呼吸管理と代謝性アシドーシス補正が重要である.

②安全性の面から,ヒドロキソコバラミン(シアノキット®注射用セット)が第一選択薬となる.チオ硫酸ナトリウムとの併用でより効果が期待できる.

ⓐ シアン化水素(青酸ガス)吸入時の身体的影響

①青酸ガス濃度の脱出限界は50 ppmであり,20〜60分は身体に影響なく耐えられる.

②100 ppm以上では,20〜60分で生命危機または致死的状態に陥る.

③270 ppm以上では,曝露直後に致死的状態になる.

ⓑ トリアージ

曝露後15分以上の生存者は,緑・黄色群に分類される.

治療不要群(緑)	歩行・会話可能な傷病者で,症状が軽快すれば救急治療は要しない.
待機治療群(黄)	致死量未満の吸入曝露者で軽症状者や,中等症から回復途中の傷病者.精神的に不安定な者.
緊急治療群(赤)	進行性の重篤な症状(痙攣,呼吸困難,重篤な消化器/骨格筋障害)の傷病者.曝露後数分以内の患者で,痙攣を伴い無呼吸になって間もないが循環は保たれている傷病者には拮抗剤の投与.
救命困難群(死亡)(黒)	無呼吸を伴い脈拍が触知できない傷病者.

© 青酸ガス，塩化シアン傷病者に対する特異的治療（表15）

①シアン中毒の場合，拮抗剤の即時投与により比較的速く救命しうる．

②呼吸停止時にはただちに人工呼吸管理を開始し，アシドーシスを補正する．

③シアン化合物は吸収が早くただちに全身中毒を起こすので，口対口での人工呼吸は厳禁であり，皮膚の付着物や吐物には触れてはならない．

表15　青酸ガス，塩化シアン傷病者に対する特異的治療

1　チトクローム酵素からシアン化合物の遊離（ビタミン B12a，ヒドロキソコバラミン）
　シアノキット®注射用セット[*1]．
　初回 5 g（2瓶，約 70 mg/kg）15分以上かけて静注．症状により1回追加投与（総量上限 10 g）が可能である．
　小児では初回投与量は 70 mg/kg で，症状により1回の再投与を行う．

2　メトヘモグロビン形成薬（亜硝酸アミル）[*2]
　亜硝酸アミルの吸入（亜硝酸ナトリウム溶液の準備ができるまで）．
　2分ごとに，5分間で 5～6回吸入する．

3　メトヘモグロビン形成薬（亜硝酸ナトリウム）
　亜硝酸ナトリウム[*3] 3% 溶液（注射用水 20 mL に亜硝酸ナトリウム 0.6 g を溶解）．
　10 mL を3分間で静注する．

4　シアン化合物の尿中排泄を促進（チオ硫酸ナトリウム）
　25%チオ硫酸ナトリウム溶液（デトキソール®）50 mL を10分以上かけて静脈内投与を行う．
　小児では 400 mg/kg を使用する．

[*1]：チオ硫酸−亜硝酸法と効果は同程度で，圧倒的に副作用が少ない．チオ硫酸ナトリウムとの併用でより効果が期待でき，第一選択薬である．

[*2]：シアノキット®で効果不十分であれば，チオ硫酸−亜硝酸法を選択する．2～4の処置で効果がなければ，亜硝酸ナトリウム，チオ硫酸ナトリウムの初回量の半量を投与する．

[*3]：医薬品としては市販されていないため，試薬を調製して投与する．

5）無傷害（低致死性）化学剤（表16）・・・・・・・・・・・・・・・・・・・・・・・・・・・・・

　人を一時的に無力化する物質であり，暴動鎮圧剤（催涙剤・くしゃみ剤：吸入量増大で時に死亡）や無能力化剤（大麻・LSD）がある．

ⓐ 無能力化剤

①BZ（3-キヌクリジニルベンジラート）は，アトロピンに似た副交感神経遮断作用をもち，中枢神経作用が強いのが特徴である．

②少量でも，陶酔感から深い絶望感までの精神症状が現れるのが特徴的である．

③曝露後1～4時間で，アトロピン様症状（散瞳，口渇，頻脈），眩暈，

見当識障害，錯乱，混迷がみられる．

④4〜12時間後では，予測不能な異常行動や錯乱を伴う．

⑤2〜4日目でほぼ正常に回復し予後は良好であるが，時に記憶喪失などが6週間も持続する．

⑥攻撃性や狂暴性がかえって高まることもあり，化学兵器としては不適とされている．

⑦治療にはネオスチグミン筋注が有効とされているが，わが国では保険承認されていない．

表16 無傷害（低致死性）化学剤の特性

種類	無能力化剤	暴動鎮圧剤	
		くしゃみ剤	催涙剤
略号	BZ LSD	DM	CS（CS 1,CS 2） CN
臭い	ほとんどなし	ほとんどなし	コショウ臭 リンゴの花臭
物理的状態	固形	黄色・緑褐色結晶	白色結晶 白色結晶
発現性	数分	2〜5分 （1〜2時間は持続）	2〜3秒 2〜4秒
症状	アトロピン様症状（散瞳，口渇，頻脈），眩暈，見当識障害，錯乱，混迷	鼻，副鼻腔など上気道への刺激作用が強く，くしゃみを誘発前頭部の激痛や耳，顎，歯に疼痛	粘膜，皮膚の灼熱感と疼痛，眼や皮膚の疼痛と流涙，鼻腔内の灼熱感，呼吸困難
治療	フィゾスチグミン筋注	通常は必要ない	通常は必要ない 薬剤の効果は自然に消失する
備考	BZはLSDよりも，はるかに安価でしかも強力	DMは嘔吐剤ともよばれる 他にDA（ジフェニルクロロアルシン），DC（ジフェニルシアノアルシン）がある．	刺激剤，催涙ガスなどとよばれ，一時的な「失明状態」を作りだす 高濃度曝露を除き生命への危害は少ない

ⓑくしゃみ剤（嘔吐剤）

【特性】
①主な物質としては，アダムサイト（DM），ジフェニルクロロアルシン（DA），ジフェニルシアノアルシン（DC）がある．これらは嘔吐剤としても分類される．
②DMはフェニル基をもつ砒素化合物で，催涙剤の作用と類似している．
③DMが最も使用されている．DAはDCより毒性が強い．
④エアロゾルとして拡散され，吸入もしくは眼への直接作用によって効果が生じる．
⑤皮膚や眼に対する刺激性は少なく，鼻，副鼻腔など上気道への刺激作用が強く，くしゃみ性ガスまたは嘔吐ガスともよばれている．

【症状】
①上部気道に強いコショウ様の刺激を与え，眼も刺激して流涙を生じさせる．制御不能のくしゃみ，咳，吐き気，嘔吐，不快感を引き起こす．
②高濃度曝露では，胸痛，呼吸困難，吐き気，嘔吐，眩暈，ふらつき，抑うつ，全身倦怠感などの症状が出現する．
③DMの効果は曝露後3〜4分で始まり，被害者は最初，曝露に気づかない．作用は1〜2時間は持続する．

【治療】
拮抗剤など特別な治療はなく，対症療法が基本となる．

ⓒ催涙剤

【特性】
①催涙剤は催涙ガスなどとよばれ，涙を流出させ皮膚を刺激する物質である．
②一般に毒性は低く，被害者が抵抗するのを一時的に不可能にする．
③ごく低濃度で強い刺激性を有し，短時間のうちに効果を示す．
④暴動鎮圧や護身用などに使用される．
⑤クロロアセトフェノン（CN）が最もよく用いられたが，現在ではより強力なオルトクロロベンジリデンマロノニトリル（CS）がCNの代わりに使用されている．
⑥CSの効果はCNの約10倍とされ，多くの国の警察や軍で，暴動の鎮圧や，化学剤に関する演習の訓練，防護マスクのテスト等に使用されている．
⑦ジベンゾ-1,4-オキサゼピン（CR）は，比較的新しく開発されCSより

刺激作用は強いが毒性は少ない.

⑧わが国では最近,CNなどの催涙剤を含む護身用の防犯スプレーか催涙スプレーが通信販売などで購入でき,人混みで噴霧するなどの事件が多発している.

【症状】

①眼に対して最も鋭敏で,曝露直後に一時的な失明状態(数秒から15分間)に陥る.

②曝露者が戦ったり抵抗したりすることを,一時的に不可能にする.

③治安機関は暴動の鎮圧のため,軍隊は訓練において使用する.

④致死量域が高く有効量域が低いために,広い安全域を有している.

⑤主な症状は曝露粘膜や皮膚の疼痛,灼熱感であり,曝露直後から数分間持続する.

⑥高濃度吸入では,ホスゲン吸入と同じ病態を呈する.

⑦建物内などの閉鎖空間では致死濃度に達する場合があり,呼吸不全で死亡したり,喘息など既往の呼吸器疾患の増悪や後遺症が報告されている.

【除染方法】

水や生理食塩水を用いて洗浄する.多くの場合,強い風ならば除染する必要はない.

【検査法】

特異的な検査はない.

【治療】

拮抗剤など特別な治療はなく,対症療法が基本となる.

Ⓜ 意図的な化学災害

①化学兵器禁止法やオーストラリアグループによって化学剤の前駆物質入手が厳しく規制され,テロおよび犯罪組織のサリン製造などは極めて困難な状況と考えられている.

②化学剤テロ・災害では,神経剤やびらん剤などの軍事用化学剤を使用するより,意図的な化学工場ないし運搬車両の破壊や工業用化学物質の撒布などによるテロ行為の可能性が高い.

③化学兵器も包括した意図的な化学災害(intentional chemical disasters:ICD)への対応が緊要とされている.

④ICDは,「危険化学物質を意図的に撒き散らすことにより社会全体を機能崩壊に陥れ,当該地域社会での対処能力を超える災害」と定義されて

いる.

⑤ICDで想定される危険化学物質には，重金属化合物，刺激性ガス，窒息性ガス，腐食性物質，酸化剤，放射性物質，発がん物質，催奇形成物質，爆発物，焼夷弾などがある（表17）.

⑥工場の化学災害とICDとの違いは，ただ単に悪意に満ちた意図が存在するかどうかである.

表17 健康被害を及ぼす危険化学物質

分類	代表的な物質名
重金属化合物	鉛，水銀，タリウム
刺激性ガス	2-クロロベンジリデンマロノニトリル，カプサイシン
窒息性ガス	ホスゲン，塩素，ジホスゲン
代謝性窒息剤（血液剤）	シアン化ナトリウム，シアン化水素
放射性物質	コバルト，セシウム，プルトニウム
腐食剤	フッ化水素，水酸化ナトリウム，硫酸
酸化剤	過酸化水素，過マンガン酸カリウム，次亜塩素酸ナトリウム
発がん物質	アスベスト，ベンゼン，ホルムアルデヒド
催奇形成物質	コルヒチン，サリドマイド，アルコール
爆発物	シクロナイト（C4），トリニトロトルエン（TNT）
焼夷弾	ナフサ，パーム油，黄リン

1）過去の大規模な化学災害

①1984年，インドのボパールの農薬工場のメチルイソシアネート貯蔵タンク事故で，死者3,700人以上，傷病者50万人以上の事例.

②1947年，米国テキサス州の硝酸アンモニウムの積荷貨車が爆発し581人が死亡した事故.

③1979年，カナダのミシサガで列車に積載した塩素90トンが漏出し近隣住民20万人以上が1週間以上も避難した事故.

2）テロリストによるICDの特徴

①小規模なテロを行う可能性が高い.

②生物剤テロより化学剤テロを実行する可能性が高い.

③化学剤テロでは危険な工業用化学物質を使用する可能性が高い.

④閉鎖空間(劇場やショッピングモールなど)でのテロ行為の可能性が高い.
以上は米国の生物・化学兵器管理研究所(The Chemical and Biological Arms Control Institute)の報告による.

● memo ●

付録A 化学剤の要点

種類	特性	症状	治療	備考
神経剤 G剤：タブン(GA) サリン(GB) ソマン(GD) V剤：VX(最も強力)	神経剤は、有機リン化合物で空気よりも重く毒性が最も強い。アセチルコリンエステラーゼ阻害による神経の情報伝達阻害診断。揮発性：無色の液体臭。無臭で、揮発が高い。VX：重油に似てゆっくり揮発し最も強力(致死量4 mg)。	症状は曝露の経路(蒸気・液体)と用量に依存し、縮瞳が特徴的。液体曝露では、縮瞳、鼻汁、流涎、軽度の呼吸困難。眼の奥の痛み。前胸部の絞扼感も特徴的。液剤曝露では局所的の発汗・示、虚脱感、筋攣縮。	アトロピン：初回1.0～2.0 mgを静注(総投与量目安：15～20 mg)。PAM：1 gを生理食塩水100mL(30分静注)。重症例では以降250～500 mg/時間。予防内服：ピリドスチグミン(30 mg、8時間ごとに内服)。	水・RSDL®で除染。液体曝露では縮瞳が生じにくいこともあり注意を要する。血清 ChE 値低下(曝露直後1～2時間後)。トリアージ後30～60分後の再チェックは必須。
びらん剤 マスタード ルイサイト ホスゲンオキシム	びらん剤は空気よりも重い。マスタード：カラシ臭。体、黄色。室内では、液体が最も危険。ルイサイト：ゼラニウム臭。接触後ただちに疼痛。	マスタード：皮膚の紅斑・水疱(黄色いドーム状)、眼：結膜炎・角膜障害、気管支炎・眼症状(逐増)。ルイサイト：皮膚紅斑・眼症状(逐増)。気管支炎から肺水腫。	拮抗剤はなく対症療法が主であり、迅速な除染が障害を軽減する唯一の方法。ただしルイサイドではBAL(防止)が拮抗薬。反復病変にはカラミンローションやスルファジアジン銀。上気道症状にはネブライザーや頭頸吸入療法。	水(大量)・RSDL®で除染。大量のマスタード曝露。①骨髄幹細胞障害(汎血球減少)。②消化管障害(血性下痢)。③中枢神経障害(無気力)。
血液剤 青酸剤 シアン化合物	青酸ガスは、空気とほぼ同程度の比重。アーモンド様臭(遺伝的に1/2人は知覚不可)、無色。呼吸に不可。体内吸収。体内の酸素取り込み障害。	低濃度では：紅潮、吐き気、嘔吐。頭痛。高濃度では：痙攣、呼吸困難(チアノーゼを示さない)。	呼吸器とアシドーシス補正が緊要。シアノキット®が第一選択。効果不十分ならラサチ硫酸ナトリウム、亜硝酸ナトリウムを選択。	all or nothing 的生物活性。代謝性アシドーシス(手掌高濃度)。通常、除染の必要性はない。
窒息剤 ホスゲン	ホスゲンは空気よりも重い。青いモリ草臭。無色、揮発性高い。	呼吸器系に作用し、数時間後に急激な症状(咽頭痙攣・肺水腫)出現。	呼吸管理(陽圧換気)が通常要。素早い布利用。軽症例から中等度患者では酸素投与と安静。	通常、除染の必要性はない。液体曝露時には、大量の水で洗浄。
無能力化学剤 暴動鎮圧剤 (CS/CN・DA/DM) 無能力化学剤 (LSD、大麻、BZ)	生理的効果により反、動物を一時的に無気力化する物質。 催涙剤(CS/CN)・くしゃみ剤(DA/DM) CS：眼の刺激・疼痛、鼻水、唾液過多、咳・くしゃみ。除染には、水または石鹸(できれば6%重炭酸ナトリウム)。 中枢神経刺激・抑制剤。 BZ：抗コリン剤。中枢神経作用がより強い。	意識低下、記憶障害。		

〔Textbook of Military Medicine, History of Chemical and Biological Worfare. Uniformed Services University of the Health Sciences, Bethescia, Maryland, 1997;10-86. をもとに作成〕

付録B 化学剤曝露 自己チェックリスト

	症候	A	B	C	D	E
外見	虚脱					
	筋攣縮					
	大発作様痙攣					
	昏睡					
	口腔内出血					
	咳					
	くしゃみ					
	嘔吐					
	線維束性攣縮					
皮膚	チアノーゼ					
	皮膚傷害部が灰色					
	疼痛，皮膚刺激					
	冷湿感					
	発汗（局所または全身）					
眼	縮瞳					
	散瞳または正常の瞳孔径					
	不随意な開眼					
	流涙					
	眼球のひりひり感，灼熱感					
	頭痛，眼周囲の疼痛					
	霧視					
	複視					
	眼痛					
	充血					
呼吸器	咳（重複）					
	鼻汁					
	胸部絞扼感，息切れ					
	鼻のひりひり感					
循環器	徐脈					
	頻脈					
消化器	便失禁					
	吐き気					
推定	総チェック数/総症状数	/26	/8	/23	/11	/16
	チェックが多い場合に推定される剤種	神経剤	びらん剤	シアン化合物	窒息剤	暴動鎮圧剤

使用法：各段の症状の有無を確認し，傷病者にその症状が存在する場合，横の欄のうちの白いマスをチェックする（灰色のマスはチェックしない）．最後まで症状をチェックしたら，次に縦の欄ごとのチェックを合計して下から2番目の欄に記入する（総チェック数）．総症状数に対して総チェック数が多い列に示す剤種が，この表から推定される剤種である．

〔Alibek K, et al：Jane's chem-bio handbook 3rd eds. Jane's information group, 2005 をもとに作成〕

付録◉ CHEMMの紹介

CHEMMでの化学危険物質の分類(1〜7は,CHEMM-ISTで推定できる7剤種,8〜11は要約を記載).

1 血液剤[ノックダウントキシドローム]
急速な意識障害やショックを起こすことより,この名前がついている.
徴候や症状は,痙攣・吐き気/嘔吐,不整脈,低血圧,失神,代謝性アシドーシスと心停止である.
シアン化合物,硫化水素,リン化水素(ホスフィン).

2 有機リン系殺虫剤と神経剤[殺虫剤症候群またはコリン作動性/神経剤トキシドローム]
しばしば容易に推定/診断可能である.
アセチルコリンエステラーゼを抑制し,コリン作動性の過剰刺激を惹起する.
縮瞳,眼痛,息切れ(呼吸切迫),喘鳴,頻拍,発汗,よだれ,涙,嘔吐,下痢,筋線維束攣縮,昏睡と痙攣である.
有機リン系殺虫剤,カルバメート殺虫剤と有機リン剤「神経ガス」(例:サリン,ソマン,タブンとVX).

3 有機溶剤[溶剤・麻酔・鎮静剤(SAS)トキシドローム]
意識レベルの低下(時に昏睡に陥る),呼吸機能低下,または失読症,平行感覚や歩行困難がみられる.
ガソリン,ベンゼン,トルエン,キシレン,四塩化炭素,メチレン塩化物,フロンガス,亜酸化窒素,ハロタン,イソフルラン,ベンゾジアゼピン(例:ジアゼパム,アルプラゾラム,ミダゾラム),バルビツール酸類(例:フェノバルビタール,ペントバルビタール)と雑多化合物(例:コラール水化物,メタカロン,エトシデート,プロポフォール).

4 窒息/肺/肺胞剤[刺激/腐食-吸入トキシドローム]
眼,鼻とのどの刺激感,咳嗽,喘鳴,呼吸困難,肺水腫,皮膚熱傷,息切れ(呼吸切迫)と胸痛である.
刺激ガス症候群とも称される.
フッ化水素酸,ホスゲン,二酸化窒素では,曝露の数時間後に出現し要注意である.
フッ化水素酸,水素塩化物,塩化水素,アンモニア,塩素.

5 オピオイド剤[オピオイドトキシドローム]
心機能低下,縮瞳,呼吸低下,徐脈,低血圧,低体温,消化管運動の低下を引き起こす.
カルフェンタニル,他のフェンタニル誘導体や他のオピオイド剤[ジアセチルモルヒネ(ヘロイン®)].

6 抗コリン作動(性)剤(無能力化剤)[抗コリン作動性トキシドローム]
コリン作動性の受容体の刺激低下により,瞳孔拡大(散瞳),発汗低下,体温上昇,頻脈,精神状態の変化や幻覚を呈する.
BZ(3-キルクニジルベンジラート)と他のグリコール酸系抗コリン剤(トロパンアルカロイド)[アトロピン,ヒヨスチアミン,スコポラミン].

7 痙攣剤[痙攣剤トキシドローム]
中枢神経系(CNS)の非抑制,あるいは興奮剤(グリシン,GABA拮抗剤,グルタミン酸受容体刺激薬)は全身痙攣を引き起こす.
ヒドラジン,TETS,ピクロトキシン,ストリキニーネ.

8 水疱剤/びらん剤(刺激/腐食-局所トキシドローム)
接触によって眼,呼吸器や皮膚に重篤な水疱を形成する.
硫黄/窒素マスタード,ルイサイト.

(つづく)

9 **腐食性(酸)(刺激/腐食－局所/吸入/摂食トキシドローム)**
接触にて皮膚,粘膜(鼻/口/咽頭と肺)に熱傷や腐食を起こす.
フッ化水素酸.

10 **長期間作用抗凝固剤(抗凝固剤トキシドローム)**
血液凝固を阻止し,止血不能な出血を惹起する.
スーパーワーファリン.

11 **暴動鎮圧剤/催涙剤**
群衆を制御したり護身用に携帯したりする催涙ガスである.
クロロアセトフェノン,クロルピクリン.

注:トキシドローム:toxi(毒)+ drome(症状)の造語で,中毒物質をおおまかにグループ分けし,症状や徴候,病態生理から診断して治療を行う.

付録D 化学剤の世代分類

・第一世代:第一次世界大戦で使用された,ホスゲン,シアン化合物やマスタードガスなどの窒息剤,血液剤やびらん剤.
・第二世代:第二次大戦前後に開発されたタブン,ソマンやサリン,VX/ロシアVX(RVX)などの神経剤.
・第三世代:1970～1980年代に米国で開発されたバイナリー兵器*.
・第四世代:1980～1900年代にソ連で開発されたバイナリー兵器のA剤(A-230,A-232,A-234〈ノビチョク?〉,A-242とA-262は合成剤).

*:バイナリー兵器:比較的毒性が低い2つの化学物質を混合して作る強毒な化学兵器.

付録E オピオイド剤を用いたテロ事案

2002年10月23日,ロシア連邦内でチェチェン共和国独立派武装勢力がドゥブロフカ劇場内での人質占拠事件を起こした.10月26日午前6時20分頃にロシア連邦保安庁の特殊部隊アルファ部隊が突入し,特殊部隊は犯人を無力化するために非致死性ガス(KOLOKOL-1)を使用した.ガスによって犯人だけでなく人質や特殊部隊の隊員の多数者が数秒で昏倒し,異変に気づいた武装グループと特殊部隊との間で銃撃戦が発生したが,特殊部隊が短時間で武装グループを制圧した.事件から10年後の2012年英国化学生物防御の研究チームは,英国人生存者2名の衣類と尿からカルフェンタニルとレミフェンタニルを検出し,ロシア特殊部隊がカルフェンタニルとレミフェンタニルのエアロゾルを使用したとの結論を公表した.フェンタニル誘導体や他オピオイド剤(カルフェンタニル)は,初期徴候と症状は縮瞳,徐脈,低血圧,低体温,消化管運動低下などで,ごく短時間で中枢神経機能低下や呼吸不全を引き起こし死に至る.

付録F 化学剤テロ・災害の患者救命のフローチャート

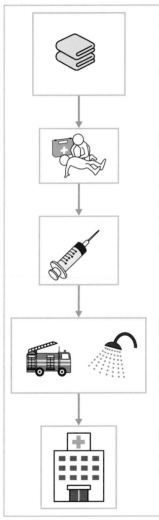

脱衣とドライ除染（局所）

脱衣と局所の汚染物質をタオル/布などでの除去（ドライ除染）し，約99%の除染が可能である．被災者と救援者のさらなる体内への汚染を防ぐ．

トキシドロームによる剤種の推定

呼吸および循環病態などを評価し，早期トキシドロームにて剤種の推定/同定を行う．ホットゾーンでも，致命的な大量出血や気道閉塞の治療を考慮する．

拮抗剤投与

早期トキシドロームによって，神経剤はアトロピン/PAM，シアン化合物はシアノキット®，オピオイド剤はナロキソンの拮抗剤を投与する．

ウエット/専門除染（全身）

刺激性の腐食剤や粒状物では，ウエット除染を実施する．多量の水での低圧ミスト・シャワーを通路に散布し，被災者自身が除染するのが望ましい．

病院に搬送

病院内に搬入前に，完全除染を確認する．全身状態の安定化，拮抗剤の投与を実施する．

〔Hulse EJ, et al. Organophosphorus nerve agent poisoning: managing the poisoned patient. Br J Anaesth 2019; **123**:457-463. をもとに作成〕

（箱崎幸也，中村勝美）

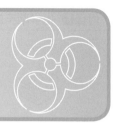

3 生物剤

 ## Ａ 生物剤とは

①生物剤は「CBRNE」の「B」(biological, バイオロジカル)にあたり, テロ行為はバイオテロ(Bテロ)とも称される.

②「Bテロ」は, 生物兵器禁止条約の実施に関する法律で定義される, 生物剤を用いたテロのことである.

③細菌やウイルスなどの病原体を扱う施設での火災等は, 生物学的な危険性を伴う「B災害」とも称される.

④生物剤は, ❶感染性微生物(炭疽菌, ペスト菌, 天然痘ウイルス, ウイルス性出血熱〈フィロウイルス, アレナウイルス〉など), ❷細菌産生毒(ブドウ球菌エンテロトキシンB, ボツリヌス毒素), ❸植物毒(リシン), ❹海産毒(バリトキシン, テトロドキシン, サキシトキシン)に分類される.

⑤生物剤曝露の徴候出現は, 常に遅れがちで初期対応が困難である. 医療従事者は, 通常のパターンでない感染症患者の増加から, 疾患の可能性を考慮する(a high index of suspicion).

⑥テロ兵器における費用対効果は, 2 km²以内の人員を殺傷する費用として一般的兵器2,000ドル, 核兵器800ドル, 化学兵器600ドル, 生物兵器2ドルであり, 生物兵器が「貧者の核兵器」といわれるゆえんである.

⑦生物兵器20トンの影響範囲は, 最適気象条件下(低風速, 夜間・早朝)では半径約200 kmにも及び, 大量破壊兵器(weapons of mass destruction:WMD)となる.

 ## Ｂ 生物剤テロ・災害の特性

①感染性の生物剤(ウイルス, 細菌, カビ)は, 極めて微量で集団感染症を発生しうる.

②細菌, カビ, 動物, 植物などの毒素は体内で増殖しないが, 微量でも毒性が強い(ボツリヌス毒素が最強である).

③生物剤テロの最大の特性は，攻撃の有無や時期が秘匿的(covert)なことである．感染症流行時に，自然発生か人為的に生じたものかを鑑別することは難しい．

④万一曝露され感染しても，発病までは一定の期間(潜伏期)があり，曝露集団では潜伏期間内は経過観察が必要となる．

⑤生物剤テロ現場では，病原体等の曝露に起因する傷病者は通常は発生しない．

⑥測定器で特定できる病原体の種類は限られ，また測定に時間を要するなど，現場での検知が困難である．

⑦曝露したヒトが除染，治療，経過観察等を受けずに移動し発病した場合，二次感染により広範囲にわたり同時に多数の傷病者が発生する可能性がある．最初の患者は一般救急外来患者である．

⑧生物剤や研究施設で取り扱っている病原体等には，万一感染した際の危険性が高いものがある．

⑨病原体等からの防護の基本は感染対策であり，標準的感染制御法(スタンダードプレコーション)(92ページ，表4)に基づく防護措置を講ずる必要がある．

⑩人々が生物剤攻撃に気づいた時には，感染はすでに拡大しておりテロ犯人は逃亡している．

1) 生物剤テロに使用される微生物や毒素の条件(表1)

①発病率や死亡率が高率である．
②ヒトからヒトへ伝染する．
③曝露対象者が免疫を保持していない．
④病原体が安定した感染力を示す．
⑤散布が容易である．
⑥診断や治療が困難である．
⑦以前に生物兵器としての使用実績がある．

これらの条件に最も適応するのが天然痘ウイルスと炭疽菌であり，生物剤テロとして最も懸念される．

2012年米国保健福祉省/農業省がテロに使用される可能性のある73の生物剤・毒素から，多数傷病者が発生したり社会経済が大混乱をもたらす13種類を第1類生物剤に指定した(116ページ，同章付録A参照)．

2）生物剤の散布システム

①エアロゾル発生器による散布（生物剤の散布に最適）

散布手段として，弾道ミサイル，巡航ミサイル，スプレー装置付き航空機，無人機，気球，地上散布車両，船上散布，携帯用散布システムなどが主に用いられる．

②砲爆弾（生物剤の散布には適さない）

爆発時の熱や光により生物剤を死滅させ，かつ粒子形成しにくい．

③下痢を起こす細菌の，水源地，池，湖，川への混入．

④ベクター*（疾病媒介生物）を使用した散布

ノミ（ペスト），ダニ（野兎病），蚊（黄熱ウイルス，ベネズエラ馬脳炎）

＊：媒介動物（ベクター）による感染は，現在でも防疫の見地上重要な意味をもっている．殺虫剤，環境の改善，天候気象（寒冷時効果なし）などのために，現在では比較的狭い範囲での使用が危惧されている．

表1 生物剤テロに使用される主な生物剤・関連疾患のCDC分類

カテゴリーA	カテゴリーB	カテゴリーC
国の安全保障に影響を及ぼす最優先対策の病原体 ①容易にヒトからヒトへ伝播 ②高い死亡率 ③社会的パニックや混乱を起こすおそれがあり，公衆衛生上の影響大	第2優先対策の病原体 ①比較的容易に伝播 ②中程度の感染率だが低死亡率 ③疾病サーベイランス強化の必要	将来危険となりうる病原体 ①入手・生産・散布が容易 ②高い感染率と死亡率 ③広範囲に散布可能で公衆衛生上に影響大
1　Variola virus（天然痘） 2　Bacillus anthracis（炭疽） 3　Yersinia pestis（ペスト） 4　Fracisella tularensis（野兎病） 5　Clostridium botulinum（ボツリヌス症） 6　Filoviruses and Arenaviruses 　　（エボラウイルス病，マールブルグ病，ラッサ熱などのウイルス性出血熱）	1　Coxiella burnetti（Q熱） 2　Brucella spp.（ブルセラ症） 3　Burkholderia mallei（鼻疽） 4　Alphaviruses（ベネズエラ馬脳炎など） 5　Toxins（リシン，ブドウ球菌エンテロトキシンB等） 食品や水で媒介される病原体 6　Salmonella spp.（腸チフス） 7　Escherichia coli O157：H7（腸管出血性大腸菌症） 8　Vibrio cholerae（コレラ） 9　Cryptosporidium parvum（クリプトスポリジウム症）	1　Nipah virus（ニパ脳炎） 2　Hantavirus（腎症候性出血熱，ハンタウイルス肺症候群） 3　ダニ媒介性脳炎ウイルス（ダニ媒介性脳炎） 4　黄熱病ウイルス（黄熱病） 5　多剤耐性結核菌（多剤耐性結核） 6　高病原性鳥インフルエンザウイルス

〔Rotz LD, et al：Public health assessment of potential biological terrorism agents. Emerg Infect Dis 2002;**8**:225-230. をもとに作成〕

3) 生物剤テロの曝露形式（表2）..
　①公然攻撃（overt）のものと秘匿的攻撃（covert）の2タイプがある．
　②公然攻撃では，現場での状況分析・評価，検体採取，群衆管理・パニック防止が重要である．
　③秘匿的攻撃での最初の徴候は，数日後の通常認められない感染症患者の発生であり，テロによる発症かどうかの判断が重要である．

表2 生物剤テロの曝露形式

	発生が明白（公然，overt）	発生が不明（秘匿的，covert）
予告	あり	なし
目撃者	複数〜多数	少数〜なし
影響出現	直後からあり	不明確/なし
初期対応機関	消防・警察・自衛隊	医療機関・学校・企業
パニック	必発	不安なし（判明後は不安増大）
避難・隔離	時に必要	必要，でも手遅れ
疫学調査	時に必要	特に必要

〔加來浩器，ほか：CBRNEテロ対処研究会（編）：必携NBCテロ対処ハンドブック．診断と治療社，2008;43.〕

4) アウトブレイクの原因の鑑別（自然発生か，生物剤テロか）................................
　①アウトブレイクが人為的（生物剤テロによるもの）か自然発生かは，患者の臨床症状や検査所見などからは鑑別が困難である．
　②地理的，疫学的に関連しない者が同時に発症した場合，人為的感染が疑われる．
　③細菌やウイルスの遺伝子型の分析は判断の材料となる．天然痘では，保存株との関連性の有無が重要である．
　④自然発症でのヒトからヒトへの伝播（天然痘など）では，先行する患者が存在する．

 Ｃ　生物剤の人体への侵入経路（表3）**と防護策**
　①皮膚は常時外界と接触しており，微生物や毒素に対して防護力がある．
　②気道や消化管は，微生物に対して相対的に防護力が弱い．

③生物剤は，エアロゾル（44ページ参照）散布の場合が最も高い感染性を有する．

④大量殺戮を狙った生物剤攻撃ではエアロゾル散布が用いられる．

⑤液滴のエアロゾルもあるが，フリーズドライのエアロゾルが環境中に長く生存する．

⑥エアロゾルは径2〜5 μmが最も感染しやすい．直径5 μm以上の粒子は鼻や気管でトラップされ，肺胞には到達しない．0.3 μm以下の小粒子は，肺胞に定着前に体外に排出される．

表3 生物剤の人体への侵入経路

侵入経路	生物剤の種類
吸入	ほとんどすべての生物剤（エアロゾル）．
経口	炭疽菌，ボツリヌス毒素，ペスト菌など．
皮膚	無傷の皮膚からは直接的には侵入しない． ただし媒介生物（蚊やノミ）を介して侵入しうる． マイコトキシンは皮膚への接触でも有害．
注射	炭疽菌*，リシン，ボツリヌス菌．

＊：近年，欧州で麻薬濫用者で注射を介した感染例が報告されている．

1）生物剤の散布経路別の防護策 ·····················

散布形態	経路	対策
エアロゾル散布	吸入	フィルターのついたマスク
水系・食物への混入	経口	水道の使用禁止，汚染食物の廃棄

通常は無傷の皮膚からは侵入，感染しない．

2）初動対応要員の防護・管理 ·····················

①口腔粘膜・結膜への病原体侵入の防護策としては，眼鏡や通常のマスクでも多少の効果は期待できる．

②標準的な作業衣，ゴム手袋，飛沫保護眼鏡，N95呼吸器マスク（結核用）が，一般的なPPEである．

③高効率粒子除去空気（high efficiency particulate air：HEPA）フィルターマスクやフェイスシールド（ゴーグル）がより効果的である．適正使用には訓練が重要である．

④体液が飛散する状況では，必ず防護マスク（N95）とフェイスシールド（ゴーグル）の二重装着が必要である．

3）生物剤の検知

　測定器で特定できる病原体の種類は限られ，また測定に時間を要するなど，現場での検知は困難である．主な生物剤検知器は以下の方式がある．

　①粒子計測器（aerodynamic particle sizer）

　　大気中の浮遊物質の粒径と個数を測定する．粒度分布に変化が生じた場合，何らかの人工的なエアロゾルが存在すると判定する．米国政府はBioWatch（PCRモニター）の大気汚染監視システムを運営している．

　②生物剤検知器

　　エアロゾルが微生物であるかどうかを判定するための機器であり，システムにより，ルミノメータ（ATPを検知），UV-APS・FL-APS（NADHを検知），フローサイトメータ（細胞の染色性と粒度分布を測定）等が単独または組み合わせて使用されている．

　③識別検知器

　　生物剤の剤種を特定するための器材である．抗原抗体反応（免疫学的検査）を利用したものが主であるが，迅速PCR（遺伝子学的検査）も導入されている．

　　レーザー照射し，遊離・浮遊した物質の浮遊時間と重さから生物剤を識別する質量分析検査器もある．

4）生物剤の防護

　①生物剤の幅広い脅威に対してワクチン療法（能動免疫）は，最も効果的な防護手段である．

　②生物剤の曝露後発症前では，抗菌薬の予防内服やγ-グロブリン（受動免疫）が考慮される．

　③抗菌薬の予防内服は，副作用出現も危惧されるので投与は慎重に考慮する．

　④生物剤テロ対処の個人防護などでは，標準的感染制御法（表4）が有用である．

　⑤麻疹，インフルエンザ，結核，肺炎，食中毒，SARS*などに適切に対応できれば，多くの生物剤関連疾患に適切に対処できる．

　＊：SARS（severe acute respiratory syndrome）：コロナウイルスによる重症急性呼吸器症候群．

5）標準的感染制御法（standard precautions for infection control）（表4）

　米国疾病対策予防センター（Centers for Disease Control and Prevention：CDC）が発表した感染管理対策のガイドラインである．救急活動での感染防止にも用いられている．❶ゴム手袋の着用，❷マスクの着用（生物剤テロ・

表4 感染経路からみた防護策

		感染媒体	主な疾患	対策の一例
空気感染 airborne transmission		蒸発物の小粒子残留物〔5 μm以下〕. 空気の流れにより拡散.	結核・麻疹・水痘. レジオネラ肺炎（一次感染）・天然痘.	特別な空気の処理・換気が必要. 患者を陰圧個室に隔離. 高性能マスク（N95）. 患者の搬送制限.
飛沫感染 droplet transmission		微生物を含む飛沫が短距離（1 m以下）を飛ぶ〔5 μm以上〕. 飛沫は床に落ちる.	髄膜炎菌, 肺炎（ジフテリア菌・マイコプラズマ・百日咳菌）, ウイルス感染（インフルエンザウイルス・ムンプスウイルス・風疹ウイルス）.	手洗いと手袋の装着. ガウン・マスク・ゴーグルの装着（患者と1 m以内に接触時）. 患者を個室か大部屋に隔離. 患者を個室の搬送制限.
接触感染	直接接触感染 direct-contact transmission	直接接触して伝播. 皮膚同士の接触.	消化器・呼吸器・皮膚あるいは創部の感染症または コロニー形成. MRSA, VRE, 大腸菌O157. 伝染性が高い皮膚疾患.	手洗いと手袋の装着. ガウンの装着. 患者を個室に大部屋に隔離. 患者の輸送制限.
	間接接触感染 indirect-contact transmission	間接的に感染源が何かを介して伝播. 患者ごとに交換されない手袋.	ウイルス性出血熱（長期間生存し, 微生物量が少なくても感染する）疾患.	処置器材は可能な限り患者専用とする.
一般担体感染 common vehicle transmission		汚染された食品・水・薬剤・装置・器具によって伝播	食中毒. 器具等からの感染症.	担体の洗浄. 消毒・滅菌の実施. 食品における調理法.
病原菌媒介生物による感染 vector-borne transmission		蚊・ハエ・ネズミ, その他の害虫によって伝播.	マラリア・黄熱病・日本脳炎・発疹チフス・ワイル病・フィラリア症.	昆虫対策. 清掃.

〔Garner JS: Guideline for isolation precautions in hospitals. The Hospital Infection Control Practices Advisory Committee. Infect Control Hosp Epidemiol 1996;**17**:53-80．をもとに作成〕

災害時はN95マスク）, ❸ゴーグルの着用, ❹ガウンの着用（感染防止衣の着用）, ❺活動後の手洗いの実施（手袋をしているか否かにかかわらず）が基本である.

①汚染している可能性のあるものに触れた場合, 手袋装着の有無にかかわらず手洗いをする.

②汚染されている可能性のあるものに触れる際は, 手袋を装着する.

③処置やケアの際に感染性の「水はね」や「しぶき」を生じうる場合, マスク, 眼鏡または覆面（眼, 鼻, 口の粘膜を保護するため）を装着する. 衣服の汚染を避けるためガウンを着る.

④汚染されている可能性のある器具を取り扱う際には, 二次汚染回避に留意する.

⑤環境表面（床や壁など）を定期的に清掃・消毒する.

⑥汚染されている可能性のある使用済みリネンを取り扱う際には, 二次汚染回避に留意する.

⑦業務上の健康管理規則および血液媒介病原物質に関する規則を遵守し, 器具や患者処置を介する汚染のリスクを減らす.

⑧環境を汚染するリスクのある患者は個室か集団室に移す（コホーティング）.

Ⓓ 生物剤の除染

①多くの微生物は通気・日光・高熱で殺菌可能であり, 基本的には除染は不要である.

②炭疽菌（白い粉）やマイコトキシン曝露が疑われる時に, 除染が必要になる.

③エアロゾル曝露時は, 眼や口腔内洗浄だけでなく衣服へのエアロゾル付着も考慮し除染する.

④屋外で生物剤テロ・災害が発生した場合は, 風向・風速および街区状況等を考慮し, 汚染の拡大を防止できる場所に除染所を設置する.

⑤屋内で生物テロ・災害が発生した場合では, 原則として施設内のシャワーなどの設備を活用する.

1）除染の実施要領（研究施設等で生物剤テロ・災害が発生した場合）

①汚染の可能性がある場合は, トリアージ実施後に除染を行う.

②曝露者へは乾式（ドライ）除染後, 必要により露出していた体表面の湿式（ウエット）除染を実施する.

③ウエット除染には温水や非刺激性液体石鹸を用いる.

④除染後, ウォームゾーン内に一時避難場所を設定し, 曝露者を避難させる.

⑤ウォームゾーン外への避難誘導については，原則として，施設関係者または専門家等との協議により安全が確認されるまで実施しない．

⑥活動要員の除染は，防護衣を着装した状態でウエット除染を実施し，防護衣離脱後にドライ除染を実施する．

⑦除染廃液は簡易水槽等に溜めて，0.5％次亜塩素酸で2時間程度殺菌する．

⑧汚染または疑いのある資機材等は水除染をするが，基本的には再使用しない．

⑨廃液や資機材等は，事業主等が存在すれば処理を依頼し実施する．

⑩水や食品は200℃30分の加熱処理で消毒可能であるが，芽胞菌（炭疽菌）は2気圧・222℃以上で20分の加熱処理を行うことで殺菌できる．

2）物品・建物の生物学的除染 ....

①炭疽菌（白い粉）やマイコトキシンの大量曝露時，または疑われる時に除染が必要になる．

②基本的には物品の再利用は控えるが，建物などは表5の方法で除染する．

表5 物品・建物の除染法

区分		処置	注意事項
金属・食品		1 酸化エチレン・塩フッ化メタン混合物 　　8時間密封後，数分間風乾 2 石鹸水で洗浄後，15分間煮沸 3 臭化メチルに12時間密封後，2時間風乾または水洗い	ガス使用時には酸素マスク装着
皮・ゴム製品		1 酸化エチレン・塩フッ化メタン混合物 　　12時間密封後，5時間風乾 2 熱石鹸水で20分間こすり洗浄 3 臭化メチルに12時間密封後，2時間風乾	ガス使用時には酸素マスク装着
建物	内部	1 ホルムアルデヒド溶液（容積1 m²に約35 mLのホルマリン）を噴霧し，16時間以上放置後に24時間の風乾 2 石鹸水で洗浄	1 ホルムアルデヒドは湿度70％，温度16度以上の室内で使用 2 毒性が強いので，マスク着用しても室内に入らない
	外部	1 風乾 2 珪藻土19.3，活性剤0.5，さらし粉2.9，水77.3を塗布し30分後水洗	

E 生物剤テロ・災害発生時の対応

1) 生物剤テロ・災害発生の想定 ・・・・・・・・・・・・・・・・・・・・・・・・・・・・・・・・・・

①ある特定の場所で生物剤を含んだ物質を散布したり，ドローンや航空機などによって広範囲の地域に生物剤を散布するような行為が考えられる.

②生物剤に曝露し感染しても，発病までには一定の潜伏期間があり，その間に対応策が実行できる.

③生物剤に感染した人々の何人かが，それぞれ全く別の場所において発病する.

④ヒトからヒトへ感染するものでは，潜伏期間を経て二次感染者が発生する.

⑤医療機関からの報告により保健機関が追跡を行い，発病者の共通点が解明されある特定の場所で感染したことが判明する.

2) 生物剤テロ・災害の対応活動の注意点 ・・・・・・・・・・・・・・・・・・・・・・・・・・・・・

①生物剤テロ・災害では「ある特定の場所に，部隊を出動させて対応活動を行う」という形態をとることは考えにくく，必ずしもテロ・災害対応活動の対象となるものではない.

②爆発物による同時多発テロなどで対処活動を行う場合，爆発物に生物剤や放射性物質，毒，劇物などが仕込まれている可能性がある.

③生物剤，化学剤，核・放射性物質それぞれの対応測定器によって，有害物質の存在を確認することが重要である.

④テロ・災害現場（可能性を含む）での初動対応では，初動の段階でCBRNEテロ・災害の可能性を考慮しなければならない.

3) 生物剤曝露（公然攻撃）時の対応の活動要領 ・・・・・・・・・・・・・・・・・・・・・・・

①初動対応要員の感染および汚染を防止するために，適当な場所に部隊を一時集結させ，現地指揮所の強い統制のもとに活動させる.

②市民の安全を確保しながら，原因生物剤の汚染拡大防止を図る.

以下の**ⓐ**〜**ⓓ**は，主に公然攻撃での生物剤関連施設でのテロ・災害時の基本活動である.

ⓐ現場到着時の活動（測定を含む）

①現地指揮所は，風上の安全と考えられる位置で，関係者等と連携が取りやすい場所を選定して設置する.

②病原体や生物剤の感染危険等について早急に把握するとともに，指揮者はこれらの情報を周知徹底する.

3

生物剤

③初動対応要員に対し防護衣・呼吸保護具の装着，資機材の再点検等の指示や確認を行う．

④生物剤研究施設での災害などでは，早期に関係者から状況を聴取するなどし，災害実態の把握に努め，技術的支援者として協力を依頼する．

⑤感染症対策の専門家の助言と誘導に従い，慎重に感染危険区域に接近する．

ⓑ剤種の同定・ゾーニングの設定

①生物剤等の測定を行う場合は，複数の測定箇所を指定し広範囲に行う．

②測定結果の判別確認場所を，ウォームゾーン内のホットゾーンに近い場所に設定する．

③感染に対してホットゾーン・ウォームゾーン・コールドゾーンを早期に設定する．

④屋外において発生した場合は，災害状況，風向・風速および街区状況等から，感染の可能性がある感染危険区域を設定する．

⑤コールドゾーンは，当初は安全を見込んで広いスペースを確保する．常に設定範囲の見直しを行い，災害の実態に応じ設定範囲の拡大または縮小を行う．

⑥感染の危険性のない安全側に汚染（安全）境界線を設定し，一方通行に規制する．

⑦汚染のない安全な場所に，初動対応要員，傷病者や資機材の除染所を設定し，除染所を含むエリアをウォームゾーンとする．

ⓒ救援活動

①コールドゾーン内では，努めて呼吸保護具および簡易型防護衣等を着用するなどの身体防護措置を行い活動する．

②曝露者は，汚染や感染危険のある場所から一時的に危険の低い場所へ移動（ショートピックアップ）し，汚染および感染危険の軽減を図る．

③救助した曝露者は感染危険区域外（ウォームゾーン）に搬出し，トリアージや除染担当者（部隊）に引き継ぐ．

④曝露者に外傷などがみられれば，移動や除染より応急処置が優先される．

⑤汚染の可能性がある場合はトリアージ実施後に，ドライ除染を実施し必要により露出していた体表面の部分的なウエット除染を実施する（対応要員の除染は24ページ参照）．

⑥指揮者は，感染危険区域内で対応活動を実施した要員に身体状況を報告させるなど，身体の変調を十分把握する．

⑦感染危険区域内での活動中，防護衣に異状等が認められた場合は，速や

かに感染危険区域外に退出し，身体異状の有無を確認し指揮者に報告する．
⑧感染危険区域が広範囲や長時間の活動が予想される場合は，早期に交替要員を確保しつつ活動時間の管理を行う．

● 活動終了時の注意点
①コールドゾーン内で活動した隊員は活動終了後，簡易型防護衣等を脱衣し，うがい，手洗等を必ず実施する．
②除染した防護衣等の資機材は，ウォームゾーン内の1箇所に集め，さらにビニール等で密封し，所要の殺菌措置を行う．
③正確な勤務衛生管理記録を残す．
④感染危険区域およびウォームゾーンで活動した隊員について，病原体や生物剤の潜伏期間を考慮して経過観察を行う．

4）病原体貯蔵・取扱施設での生物剤テロ・災害発生時の活動要領（白い粉などの散布時も含む）‥‥‥‥‥‥‥‥‥‥‥‥‥‥‥‥‥‥‥‥‥‥‥‥‥‥‥
①病原体貯蔵・取扱施設の生物剤テロ・災害の場合は，事前の対応計画および指揮資料等を携行する．
②通報者との連絡が取れる場合は，次の内容の情報を優先的に収集する．
　❶何が起きたのか，❷どこで起きたのか，❸要救助者・傷病者の状況，❹対応要員や市民に対する感染危険の有無，❺施設として対応した処置内容
③被災者を早期に救出および救護し，被害の軽減を図る．
④活動方針の決定に当たっては，施設関係者等を早期に確保して有効に活用するとともに，専門家の助言を参考とする．
⑤空調設備を停止する．ただし，空調設備に汚染拡大を防止する構造がある場合および災害状況から空調設備を作動させる必要がある場合は活用する．
⑥原則的に施設全体をホットゾーンとし，厳重な進入管理と感染防止・汚染防止措置を実施する．
⑦人為的災害（テロ災害）の可能性を示唆する情報を得たときは，ただちに本部に報告する．
⑧活動方針は，指揮者を通じて全対応要員に周知徹底し，対応要員の行動を強く統制する．
⑨感染および曝露した傷病者や対応要員を厳重に経過観察できる体制をとる．必要ならば，受け入れ可能な医療機関を確保する．

F 生物剤曝露の患者の医療対応

1）症候からの生物剤の推定（図1）

①傷病者の多発から生物剤散布を疑う際は，下痢症状，呼吸器症状（咳や呼吸苦），皮膚・粘膜症状（特に皮疹，水疱，黒色痂皮）に着目する.

②生物剤散布によって生じる感染症の多くは，吸入され肺から感染する.特に吸入（肺）炭疽での縦隔の拡大に留意する.

2）生物剤の培養・グラム染色による診断アルゴリズム（図2）

①血液寒天培地，マッコンキー寒天培地（MAC）で発育したコロニーによるグラム染色が有用である.

②コロニーのカタラーゼ反応・オキシダーゼ反応で，炭疽菌・ペスト菌・ブルセラ菌・ツラレミア菌・類鼻疽菌の推定診断が可能となる.

3）生物剤曝露者の搬送

①曝露者は，必要があれば抗菌薬の予防内服やさらにワクチンや抗毒素の接種を考慮する.

②曝露者は，潜伏期間中は隔離したり自宅待機での経過観察が必要である.医療機関には感染拡大防止のためにできるだけ搬送しない.

③自宅待機希望者には，十分な指導と連絡網の確保を実施する.

④発症患者は，病原体の拡散やパニックの助長のおそれがあり，原則的には広域搬送は実施しない.

4）生物剤曝露者への治療

①化学剤治療と同様で，早期診断・早期治療が大原則である.

②生物剤テロ・災害では，拡大防止のために汚染除去・隔離収容が重要となる.

③生物剤に対する治療法は原因生物剤によって様々である.

④診断確定後の後続患者は，症候診断*（syndrome-based criteria）にて治療を開始する.

⑤大量の傷病者発症時では，特定の解毒剤，ワクチン接種，抗菌薬を必要とするため，補給（在庫）の事前確認が重要となる.

⑥空気感染（airborne transmission；結核，麻疹，水痘，レジオネラ肺炎［二次感染］，天然痘）では，標準的感染制御法の実施以外に，陰圧個室が必要（特別な空気換気）である.

＊：生物剤テロによるものと診断された患者と同様の症状や徴候があれば，培養やX線検査の結果を待たなくても，抗菌薬などの治療を開始する.

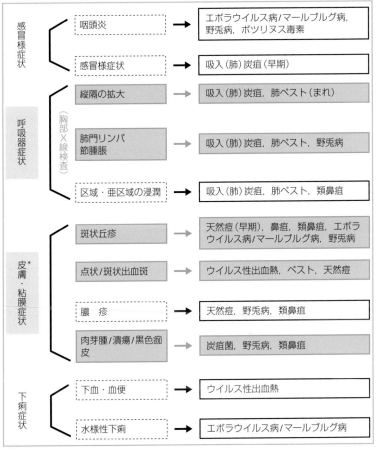

図1 症候からの生物剤の推定

＊：水疱では，天然痘を常に考慮する．

⬛ は，生物剤テロにおいて重要な徴候・疾患である．

〔Wiener SL: Biological Warfare Defense. In:Raymond A, et al. (eds), Biological Warfare: Modern Offense and Defense, Lynne Rienner Publishers, 1999. をもとに作成〕

5）生物剤テロ・災害に対する心理的影響 ································

　生物剤テロ・災害が疑われるときには，リスク・コミュニケーション*が重要である．

　①初動対応要員自身のパニック防止のためにも，リスク・コミュニケーションを含む生物剤テロ・災害に対する事前の教育訓練を実施する．

　②対応要員がリスク・コミュニケーションとパニック拡散防止法について知っておくことが重要である．

　③対応要員の，生物剤テロ・災害対処計画の策定参画や訓練実施が対応要員本人の不安軽減に役立つ．

　④市民に対し，関係当局，科学者，メディアがリスク・コミュニケーションを正しく行い，現状を伝える必要がある．

　⑤誤った噂が広まらないように努める必要がある．

　⑥発病者がなくても，関係当局やメディアの不適切な対応が不安やストレスを増加させる．

　⑦傷病者だけでなく市民に対して，判明している範囲内で明確な説明を，できるだけ早急に行う．

　⑧実際には曝露していないのに症状を訴える者には，抗不安薬の投与を考慮する．

　*：リスク・コミュニケーションとは「リスク情報を個人，機関，社会間で共有し，適時・適切に管理し，危機を未然に防いだり，被害を最小限に限定する，双方向的な情報や意見の交換」である．

 Ｇ 生物剤各論

1）天然痘（smallpox） ··

【病原体】

　天然痘ウイルス（variola virus）には，vaviola majorとvaviola minorの2タイプがある．致死率はmajor 20～50％，minor 1％未満である．ヒトからヒトへ空気感染，飛沫感染，接触感染（発疹や水疱の滲出液）を起こす．

【潜伏期間】

　平均12日間（7～16日）．

【症状】

　初期症状は倦怠感，発熱，頭痛である．発疹（四肢に同時発生）が特徴的であり，紅斑，丘疹，水疱，膿疱，結痂，落屑の順に2～3日間隔で進行し，2～3週間で痂皮化する．

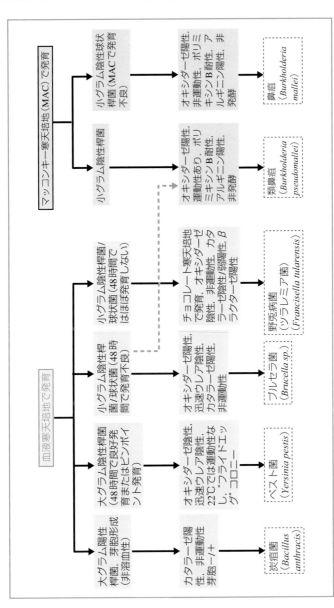

図2 生物剤の培養・グラム染色による診断フローチャート

微生物検査室からの疑いが，生物剤テロ・災害対処で非常に重要である．

〔Wagar E：Bioterrorism and the Role of the clinical Microbiology Laboratory. Clin Microbiol Rev 2016：**29**：175-189．をもとに作成〕

【特殊型】

　急性経過を示す出血型，悪性型は全患者の5～20%にみられる．特徴的な皮膚所見がないこともあり診断は困難で，潜伏期間が短く5～6日目で死亡する．

【診断】

　咽頭・鼻腔・皮膚病変の拭い検体からウイルス同定で診断する．

【致死率】

　ワクチン未接種では発病者の30%が死亡するが，ワクチンを接種したヒトでは3%の死亡にとどまる．わが国で開発されたLC16m8ワクチンは，副作用が少なく曝露後でも効果が期待される．

【治療】

　支持療法のみで，呼吸管理と隔離が必要である（図3）．

ⓐ天然痘ウイルスの生物剤テロとしての脅威

①ヒトからヒトへの感染のほか，寝具や衣服からも感染が拡大する．

②ワクチン接種にてテロリスト側は発病の危険が少なく，潜伏期間があるため犯行が露見しにくい．

③天然痘ウイルスの生存能力は高く，乾燥した冬期なら数か月の生存が可能である．

④培養は比較的簡単で，凍結乾燥が可能である．

⑤発病時の根治療法がない．

ⓑ天然痘（図4）と水痘の鑑別

発疹の性質	天然痘	水痘
発疹の同期性	同期している	多時相のものが混在
発疹の分布	顔と四肢に多い*	体幹部に多い
水疱の特徴	水疱に臍がある	水疱に臍がない
治癒後の瘢痕	瘢痕を残す	瘢痕を残さない

＊：天然痘の発疹は水痘と異なり，手掌や足底には認めない．

ⓒ天然痘テロへの事前の対策（表6）

①天然痘テロへの事前準備においては，ワクチン接種（計画，準備，実行）が主要な位置を占める．

②疫学監視体制の確立，臨床検査体制の構築は，生物剤テロ対策としてだけでなく，公衆衛生上も意味がある．

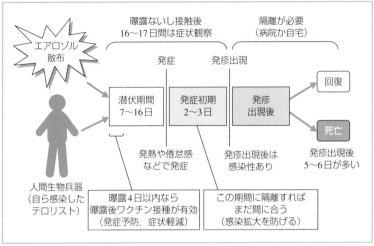

図3 天然痘ウイルス曝露から隔離までのタイミング

エアロゾル散布

人間生物兵器（自ら感染したテロリスト）

曝露ないし接触後
16〜17日間は症状観察

隔離が必要
（病院か自宅）

発症 発疹出現

| 潜伏期間 7〜16日 | 発症初期 2〜3日 | 発疹出現後 |

回復

死亡

発熱や倦怠感などで発症

発疹出現後は感染性あり

発疹出現後5〜6日が多い

曝露4日以内なら曝露後ワクチン接種が有効（発症予防，症状軽減）

この期間に隔離すればまだ間に合う（感染拡大を防げる）

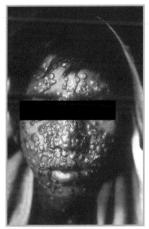

図4 天然痘感染患者の皮膚所見
15歳，少年．インド（1975年）．
〔元国立感染研究所長 倉田 毅博士のご厚意による〕

表6 天然痘テロに対する事前の対策

1 事前のワクチン接種
2 天然痘ワクチン，およびワクシニア免疫グロブリン（vaccinia immune globulin 0.6 mL/kg 筋注）の備蓄
3 隔離施設・器材の確保
4 疫学監視体制の確立
5 臨床検査体制の構築
6 医療関係者への教育・訓練

2) 炭疽（anthrax）

【病原体】

Bacillus anthracis（グラム陽性芽胞形成菌）．ヒトからヒトへの感染はない．

【潜伏期間】

平均5日間（2日〜8週間）．

【病態】

感染経路や病態から，吸入（肺）炭疽，皮膚炭疽，腸炭疽の3型に分類される．近年注射炭疽（ヘロイン注射患者）が第4型に分類されている．

【初期症状】

鼻閉感，関節痛，易疲労，空咳など，感冒様症状と類似している．

【進行症状】

発症2〜3日後に，呼吸困難，発汗，低酸素血症，血圧低下，チアノーゼ，髄膜刺激症状，痙攣，昏睡，ショックが出現する．

【診断】

鼻腔スメア検査（グラム染色・ギムザ染色・莢膜染色）で莢膜を有する大桿菌の確認が診断に重要である．胸部X線検査や胸部CT検査などで，縦隔拡大が認められる．

【致死率】

吸入（肺）炭疽では，無治療ではほぼ100%死亡する（集中治療では40%以下）．

【治療】

予防内服は8週間の抗菌薬，発症時には多剤抗菌薬の経静脈大量投与が救命率を高める．

ⓐ炭疽菌の生物剤テロの脅威

①大量生産しやすいためコストが低く，取り扱いが容易である．
②安定して長期間保存でき，温度変化や爆発にも耐えうる．
③微量の菌で発病させられる〔吸入（肺）炭疽は8,000個以上の芽胞の吸入で発病〕．
④接触・飛沫・空気・経口感染など，多様な経路で感染する．
⑤潜伏期間が比較的短く，症状が激烈で治療が難しく，致死率が高い．

ⓑ感染経路による病型（表7）

近年「第4の経路」として，ヘロイン注射常習者における注射炭疽が注目されている．ヘロイン注射部位の「軟部組織の浮腫を伴う重篤な蜂巣炎」が特徴的である．

炭疽菌テロでは，吸入（肺）炭疽または皮膚炭疽が発生する可能性が高い．

表7 炭疽菌の感染経路による病型

1 **吸入(肺)炭疽**
　　炭疽菌芽胞の吸入により感染する. 死亡率が高い.
　　死因は縦隔リンパ節炎, 肺水腫, 菌血症による髄膜炎・ショックである.

2 **皮膚炭疽**
　　皮膚の傷から感染動物の骨, 毛皮, 皮革などを通じて感染する.
　　自然発生例のほとんどは皮膚炭疽である. 治療すれば, 死亡率はほぼ0%である.
　　2011年に起こった米国炭疽菌テロでも, 皮膚炭疽11例中死亡したものはいない.

3 **腸炭疽**
　　感染動物の肉などをよく調理せずに摂取して感染する.

4 **注射炭疽**
　　ヘロイン濫用者に認められ, 汚染薬物の注射により感染する.

〔Hicks CW, et al:An overview of anthrax infection including the recently identified form of disease in injection drug users. Intensive Care Med 2012;**38**:1092-1104. をもとに作成〕

ⓒ吸入(肺)炭疽患者に対する抗菌薬治療

　①吸入(肺)炭疽患者を救命するには, 早期の抗菌薬投与が不可欠である.
　②抗菌薬には, すでに生起した炭疽菌毒素を除去する効果はない.
　③発病後48時間以内に抗菌薬を投与しても, 以前は致死率は90%程度とされていた.
　④2011年に起こった米国炭疽菌テロでは, 早期治療により吸入(肺)炭疽の発病者11例中6例(55%)が生存した.
　⑤炭疽が集団発生している地域では, 曝露の疑いがあれば抗菌薬を予防的に投与する.
　⑥予防的抗菌薬では, シプロフロキサシンが中心となる(表8). 炭疽菌が同定され抗菌薬感受性が判明したら, レボフロキサシン500 mg(経口24時間ごと), またはオフロキサシン400 mg(経口22時間ごと)に変更可能である.

表8 シプロフロキサシンの予防(的)投与法

医療資源	成人	小児
医療資源が十分な場合 (患者が多くない時)	400 mg 静注 (12時間ごと)	20〜30 mg/kg/日 静注 (1日2回に分割し投与)
医療資源が不足する場合 (患者が非常に多い時)	500 mg 経口 (12時間ごと)	20〜30 mg/kg/日 経口 (1日2回に分割し投与, 1日1gまで)

小児の1日量は1gを超えない. 投与期間は60日. 妊婦や免疫不全者も同様.
〔Inglesby TV, et al:Anthrax as a biological weapon:medical and public health management. Working Group on Civilian Biodefense. JAMA 1999;**281**:1735-1745. をもとに作成〕

⑦米国食品医薬局（Food and Drug Administration：FDA）は曝露後でも炭疽菌ワクチン（Bio Thrax®）・免疫グロブリン（Anthrasil®）・毒素中和剤（Raxibacumab®）の使用を承認している．日本では，いずれの薬剤は未承認である．

3）ペスト（plague）

【病原体】

Yersinia pestis（グラム陰性桿菌）に，ネズミやリス等が感染しノミ・蚊が媒介してヒトに感染する．

【潜伏期間】

2〜6日（ノミ・蚊からの血液感染では2〜8日間）．

【感染経路】

①ペスト感染ネズミなどに吸着したノミ・蚊に刺された後，所属部位のリンパ節腫脹をきたす（腺ペスト）．

②時に菌血症（敗血症ペスト）から二次肺炎を起こし，患者飛沫の吸入から肺ペスト（ヒト−ヒト感染）を発病する．

③生物剤テロでは，ペスト菌を含むエアロゾル散布で感染の可能性がある．

【症状】

腺ペスト：高熱，頭痛，有痛性のリンパ節腫脹（出血性化膿性炎症），化膿，敗血症．

肺ペスト：高熱，咳，漿液性血痰，呼吸困難．

【診断】

血液や喀痰などの検体を用い，グラム／ウェイソン染色による菌の証明が重要である．

【致死率】

未治療では80〜100％死亡する．発症後24時間以内に抗菌薬を投与すれば，非常に有効である．

2010〜2015年，世界全体で3,248例中584例が死亡している．

【治療】

テトラサイクリン，クロラムフェニコール，ストレプトマイシンなどが効果的である．

4）野兎病（ツラレミア）

【病原体】

Francisella tularensis（グラム陰性桿菌）がダニや蚊，野兎などから感染する．動物の死骸のなかで数週間，時に数か月も生存可能な細菌である．

【潜伏期間】

　平均3日間(2〜20日).

【感染経路】

　生物剤テロでは野兎病菌(ツラレミア菌)を含むエアロゾルの吸入で感染する. ヒトからヒトへの感染はない.

【症状】

　①数週間の寒気や吐き気, 頭痛, 発熱がみられる.

　②無治療時, 症状は2〜4週間, 数か月続くこともある.

　③典型的な3型は, リンパ節型(有痛性頸部リンパ節腫脹), 眼リンパ節型[結膜炎(淡黄色丘疹), 眼瞼炎, 眼球穿孔], 鼻リンパ節型(鼻粘膜にジフテリア様の偽膜形成)がある.

【診断】

　胸部X線検査での両側の浸潤陰影像が特徴的で, 培養より血清診断(ツラレミア抗体)が有用である. ダニの咬口部の黒色痂皮も診断の手掛りとなる.

【致死率】

　無治療での致死率は約30%である.

【治療】

　ストレプトマイシン(0.5 g, 12時間ごと)・ゲンタマイシン(5〜6 mg/kg/日, 8時間ごと)を解熱するまで筋注. 7〜10日間投与する. ワクチンが開発されているが, 一般的ではない.

5) ウイルス性出血熱(表9)

【病原体】

　フィロウイルス(エボラウイルス病やマールブルグ病), アレナウイルス(ラッサ熱やアルゼンチン出血熱), ブニヤウイルス(クリミア・コンゴ出血熱)がある.

【潜伏期間】

　通常は, 数日から2週間である. エボラウイルス病では2〜22日, マールブルグ病は3〜9日である.

【症状】

　①初期には, 発熱, 悪寒, 結膜炎, 皮膚の点状出血がみられる.

　②重症化では, 中枢神経系障害を伴い, 広範な点状出血, 低血圧, ショックを起こす.

【診断】

　ウイルス遺伝子検出, 血中抗体価(日本で開発されたQuickNavi™-Ebola

がある），ベロ細胞でウイルス分離で診断される（BSL4レベル施設のみ実施可能である）.

【感染経路】

各ウイルスにより異なるが，主に接触感染である.

【致死率】

一般的には5〜20%であるが，エボラウイルス病では感染者の50〜90%が死亡, 2013〜2016年西アフリカでは27,000人以上の患者のうち11,000人以上が死亡した.

【治療】

①輸液などの支持療法のみで，特異的な効能を示す薬剤はない.

②日本で開発されたファビピラビルが最も有力な治療薬と考えられる.

③ワクチンは現在VRC207などが臨床試験中である.

表9 ウイルス性出血熱

疾患	マールブルグ病	エボラウイルス病	クリミア・コンゴ出血熱
病原体	フィロウイルス	フィロウイルス	ブニヤウイルス
感染経路	アフリカミドリザルが介在動物であるが，ウイルス保有動物は不明.	ウイルス保有動物はオオコウモリ，従来の流行は院内感染が拡大の要因.	ウイルス保有動物はダニであり，感染ダニの咬傷や感染ダニを潰した際の体液の傷口への侵入.
潜伏期	3〜9日	2〜21日	3〜6日
臨床症状	頭痛・発熱後に，発疹・皮下出血さらに口腔，歯肉，皮膚，鼻腔，消化管にも出血出現. 髄膜刺激症状，精神不安・ショックで死亡.	急激に発症, 発熱, 頭痛, 結膜炎, 筋肉痛後に，急激に悪化し吐血, 下血, 丘疹〜紅斑様の発疹, 粘膜（下）出血, 第6〜9病日後にショックで死亡.	点状出血から血腫もみられ, 特に口腔, 鼻腔, 消化管, 上半身皮下と広範囲に出現する.
診断	アフリカへの渡航歴 ①ウイルス分離 ②血中抗体価（ELISA）	アフリカへの渡航歴 ①ウイルス分離 ②血中抗体価（ELISA）	流行地への渡航歴 ①ウイルス分離 ②血中抗体価（ELISA）
治療	特異的治療法なし.	特異的治療法なし.	リバビリンが有効？
備考	ウイルス性出血熱では，患者を隔離するとともに，治療に際しては使い捨てゴム手袋や前掛け・ゴーグルなどを使用したバリア・ナーシングの励行や，患者の排泄物の廃棄処分方法も重要である.		

H 生物毒(表10)

①生物毒は動植物，菌類や貝類が生産する有毒化学物質であり毒素（toxin）ともいわれる．

②無生物であり化学兵器に似た効果を有し，散布後は増殖・成長はしない．

③生物毒は微量でも脅威であり，毒物で最も強毒なボツリヌス毒素は，神経剤VXの15,000倍もの毒性を有する．

④生物毒は一般的に熱や衝撃に弱く散布方法が困難であり，多人数を狙ったテロには不向きである．

⑤個人を狙ったテロに，使用された実績がある．

⑥数十の生物毒があるが，テロに使用される可能性がある毒素は主に4種類あるが，リシンが最も可能性が高い．

⑦代表的な毒素には，ボツリヌス毒素，リシン，ブドウ球菌エンテロトキシンB（SEB），トリコセシンマイコトキシン（T2）がある．

⑧症状で重要なのはボツリヌス毒素における（意識清明で）麻痺と複視，トリコセシンマイコトキシンにおける皮膚病変である．

表10 生物毒性の特徴

略号	毒素の名称	毒素の由来	安定性	徴候・症状
XA	ボツリヌス毒素	ボツリヌス菌	安定性	全身の筋力低下・脱力，麻痺，眼瞼下垂，複視，散瞳，呼吸困難，呼吸不全．
PG	ブドウ球菌エンテロトキシンB（SEB）	黄色ブドウ球菌	凍結には抵抗性	発熱，悪寒，空咳，身体の痛み，高濃度曝露ではショック，死亡．
WA	リシン	ヒマ科植物種子	熱や次亜塩素酸で失活し，不安定	筋力低下，脱力感，咳，低血圧，呼吸困難．
T2	トリコセシンマイコトキシン	真菌類	加熱では変性しない	紅斑，水疱，発赤，鼻水，くしゃみ，眩暈，嘔吐，下痢，下血．高濃度曝露ではショック，死亡．

ボツリヌス毒素：生物毒で唯一抗毒素が存在し，適切な呼吸管理で救命可能である．
リシン：致死量は1.5 μg，ストリキニーネの2,500倍の毒性があり，致死率が高い．
トリコセシンマイコトキシン：唯一皮膚から吸収される．黄色い雨ともいわれ，大量曝露で死に至る．

1）ボツリヌス毒素 ・・・

【病原体・特性】

①ボツリヌス菌（*Clostridium botulinum*）によって産生され，生物毒で最も強い毒素である．

②毒素はA〜Gの7型があるが，わが国での発生はE型菌のみである．最近はA/B型菌も検出されている．

③体重1kg当たり1ng（1億分の1g）が致死量である．1gで150万人を殺傷することができる．

④ボツリヌス毒素は，安定していて熱や寒冷に強い．

⑤ボツリヌス毒素は80℃30分あるいは100℃数分で不活化されるが，芽胞のなかには120℃4分の加熱に耐えるものもある（ただし，121℃15分の加熱で死滅）．

⑥毒性が強力で製造が比較的容易なことから，生物剤テロの脅威が懸念されている．

⑦ボツリヌス中毒はわが国では年に数件散発的に発生し，ほとんどが不適切に密封された缶詰からである．

⑧米国では麻薬（ヘロイン）使用者で患者が増加している．

【潜伏期間】

経口摂取では12〜36時間，吸入では24〜72時間．

【病態】

①ボツリヌス毒素は，神経筋接合部位のシナプス前終末に不可逆的に結合する．

②神経の伝達が障害され，筋力低下・脱力や麻痺が起こる．

【症状】

意識障害を伴わず，中心部対称性の筋力低下，感覚神経の残存が特徴である．

①経口摂取の22〜36時間後，筋力低下・脱力と麻痺が起こり，呼吸停止に至る．

②毒素の吸入では，数日後に症状が出現する．

③初期症状として，複視（物が二重に見える）と散瞳が特徴的で，口渇，会話困難，嚥下困難が出現する．

④発熱はなく，傷病者が呼吸不全から低酸素にならなければ意識は保たれる．

⑤高次脳機能や心機能は保たれるが，呼吸筋を含むすべての筋肉が麻痺する．

【診断】

①ボツリヌス毒素中毒を，神経剤曝露やアトロピン過剰投与と区別することが重要である．

②培養（便，残留食品，吐物）か，毒素と型別の検出（病初期の血清を用い，マウスにより毒素の検出と型別判定）で診断される．

【致死率】
　①治療しなければ約60%が死亡する.
　②生物兵器(エアロゾル)化されたボツリヌス毒素は，高い致死率となる可能性がある.

【治療】
　①呼吸管理
　　呼吸補助(酸素投与，人工呼吸)が救命につながる.
　　呼吸補助が早期に開始され，回復するまで(通常は数週間)続けられれば，重症であっても完全回復は可能である.
　②抗毒素血清投与
　　早期に抗毒素血清を投与しなければ，約30%が死亡する.
　　血清型不明時や緊急時は多価血清を用いるが，副作用があるので慎重に投与する(単価血清はE型のみ).
　　抗毒素は血中を循環しているボツリヌス毒素を中和するが，すでに神経終末に結合したボツリヌス毒素を取り除くことはできない.
　　抗毒素は生命に危険を及ぼすアナフィラキシーやその他の重大な副作用を起こす可能性がある.
　③多価トキソイド(ABEF型四価混合ボツリヌストキシン)
　　免疫獲得まで数か月間必要であり，緊急予防には不向きである.
　④ワクチン接種
　　ボツリヌス毒素に対してワクチンが英国で開発中であるが，局所副反応を起こし毎年追加投与が必要である.
　⑤ボツリヌス毒素に曝露された傷病者に感染性はなく，特別な隔離は必要ない.
　⑥0.5%次亜塩素酸は，毒素を効果的に無効にする.

2) ブドウ球菌エンテロトキシンB(SEB) ・・・・・・・・・・・・・・・・・・・・・・・・・・・・・・・
【病原体・特性】
　①ブドウ球菌エンテロトキシンB(SEB)は，一般的な細菌の黄色ブドウ球菌(*Staphylococcus aureus*)により産生される.
　②通常の食物細菌性中毒の毒素の1つである.
　③SEBは，吸入もしくは経口により体内に入り，その経路により異なる症状を示す.
　④毒素は熱に強く，凍結にも抵抗性である.
　⑤ごく少量で症状を発生させるが，致死性ではない.

【病態】
　SEBがT細胞を過剰に活性化して激しい免疫応答を引き起こす．その結

果，低血圧や多臓器不全が起こる．

【潜伏期間】

3〜12時間．

【症状】

①吸入後，発熱，悪寒，体幹痛，空咳を呈する．息切れや胸痛も発現する．

②発熱は5日間続き，咳は1か月続くこともある．

③経口摂取した場合は，吐き気・嘔吐，時には下痢をきたす．

④エアロゾル化されたSEBは手や食べ物に付着し，ヒトが飲み込むと吸入と経口の両症状が出現する．

【診断】

①毒素の証明は困難であり，症状に応じて臨床的に行う．

②胸部X線検査では異常がないが，熱性の呼吸器症状がある傷病者ではSEBを疑う．

③肺からSEBを摂取したとみられる傷病者が多いと，生物剤テロの可能性がある．

【致死率】

1%未満と低率である．

【治療】

①解毒剤や効果的な治療はなく，補助療法のみである．

②呼吸困難のある傷病者には酸素が投与され，低血圧，脱水の患者には生理食塩水の静脈内投与が行われる．

③SEBが大量でない限り自然に回復する．

④予防法はない．

⑤次亜塩素酸は，SEBを無効にする効果がある．

3）リシン

【病原体・特性】

①世界中で栽培されているヒマの種（トウゴマ）からひまし油が抽出され，絞りカスにリシンが残る．

②ひまし油は世界中で100万トン以上生産され，比較的簡単に大量のリシンを得ることができる．

③感染性生物剤とは異なり，短時間で重篤化する．

④リシンは揮発性ではないので，空気感染の心配はない．

【病態】

①蛋白の複合体であり，熱や次亜塩素酸（低濃度）に弱い．

②リシンは蛋白の合成を妨げ直接細胞に作用し，細胞死が起こり組織壊死を引き起こす.

【潜伏期間】

18〜24時間.

【症状】

①吸入（エアロゾル）時には4〜8時間以内に，息切れ，胸部圧迫感，咳，発熱，悪寒，筋肉痛が出現する.

②吸入後18〜24時間で脱力感，咳，肺水腫を生じる.

③吸入後36〜72時間で呼吸困難，低酸素，肺水腫による呼吸不全で死亡する.

④経口摂取では，激しい嘔吐，血性下痢，腹痛がみられ，初期は急性胃腸炎に似る.

⑤最終的には，敗血症ショックから多臓器不全と播種性血管内凝固（DIC）で死に至る.

【診断】

①リシン傷病者は，酵素免疫法（ELISA）によって検出できる.

②微生物の感染で，これほど急速に重症者や死者が出ることはない（リシンを疑う根拠となる）.

③エアロゾル化したリシンでは，多数の肺疾患傷病者が地理的集積を示す.

【致死率】

非常に高い.

【治療】

①治療は対症療法のみで，抗毒素やワクチンはない.

②呼吸不全時は酸素投与，必要があれば気管挿管と人工呼吸で治療する.

③経口摂取後4時間以内なら胃洗浄が選択されるが，リシンは分子量が小さく活性炭治療は無効とされている.

④リシンによる傷病者は，皮膚が除染されれば隔離の必要はない.

⑤次亜塩素酸は，リシンを変性させて無効にする.

4）トリコセシンマイコトキシン（T2）

【病原体・特性】

①トリコセシンマイコトキシン（T2）は，真菌類（*Fusarium, Trichoderma, Myrothecium, Stachybotrys* など）の生成物である.

②エアロゾル化で黄色の小油状液体（いわゆる黄色い雨）になり，衣服や環境が汚染される.

③過去にラオス，カンボジア，アフガニスタンで散布されており，生物剤・生物兵器として使われる可能性がある.

④吸入，接触，経口摂取により取り込まれ，様々な症状を呈する．

⑤高熱や長期間の日光にさらされても安定している．

【病態】

①トリコセシンマイコトキシンは，蛋白と核酸の同化を阻害し，細胞の成長を直接障害する．

②分裂の速い細胞ほど傷害されやすく，皮膚や粘膜，消化管，骨髄の障害を引き起こす．

【潜伏期間】

数分～数時間．

【症状】

①皮膚の曝露では，皮膚の痛み，搔痒感，灼熱感，発赤，水疱，表皮脱落やびらん出血を起こす．

②気道症状では，鼻や喉の痛み，鼻汁，鼻出血がみられ，さらに呼吸困難，喘鳴，血痰が出現する．

③眼への曝露では，発赤，疼痛，流涙，眼のかすみが認められる．

④消化管への曝露では，嘔吐，血便，腹痛がみられる．

⑤大量の曝露では，眩暈，平衡感覚障害，運動協調障害，低血圧から死に至ることもある．

【診断】

①症状からはマスタード曝露との鑑別が難しいが，マスタードの特有臭や症状発現が遅いことから鑑別可能である．

②黄色い滴が衣服や周囲環境を汚染していれば，トリコセシンマイコトキシンと診断できる．

③血液，組織，周囲の環境のサンプルによって診断を確認できる．

【致死率】

大量曝露でなければ致死率は高くない．

【治療】

①特別な解毒剤はなく，除染と対症療法のみである．

②石鹸と水による除染は，曝露後4～6時間後であっても皮膚への毒性を有意に減少させる．

③除染は1時間内であれば有効であり，また次亜塩素酸が効果的である．

④眼の除染には生理食塩水が用いられる．

⑤呼吸困難な傷病者には，酸素投与，β刺激薬(サルブタモール)投与を行い，必要な場合は気管内挿管と人工呼吸が行われる．

⑥ワクチンや予防法はない．

⑦除染した傷病者は，特別な隔離や注意は必要ない．

3

生物剤

付録Ⓐ 米国保健福祉省/農業省による第1類生物剤の特徴と事例

	剤種		特徴	事例
1	*Bacillus an-thracis*（グラム陽性芽胞形成菌）	炭疽	吸入(肺)・皮膚・腸の3型に分類.ヒトからヒトへの感染はない.無治療では，致死率は90％以上にもおよぶ.エアロゾルでは感染力が長期間持続し散布も容易.	2001年米国炭疽菌テロでは22例(吸入11例,皮膚11例)のうち,吸入5例(45％)が死亡.ヘロインによる注射炭疽が欧州で流行(2009, 2012年).
2	*Yersinia pestis*（グラム陰性桿菌）	ペスト	腺・敗血・肺ペストの3型に大別.感染ネズミに吸着した蚊・ノミに刺され感染が成立.肺ペストは飛沫感染で,致死率は高率.日光により死滅.	1994年インドで肺ペストが流行.わが国では1926年横浜での8症例(うち2例が死亡)が最後の報告.2017年8月マダガスカルで100人以上の肺・腺ペスト患者が発生し1人死亡.
3	*Burkholderia pseudomallei*（グラム陰性桿菌）	メリオイドーシス（類鼻疽）	不顕性感染が主だが，糖尿病などの基礎疾患保有患者では，肺炎や全身性多発膿瘍を引き起こし，死亡率が高い.	タイ北東部とオーストラリア北部が高頻度の発生地域.近年より広域で発生.日本では輸入感染症として10例の報告.
4	*Burkholderia mallei*（グラム陰性桿菌）	鼻疽	B. pseudomalleiと違い土壌中では生存できない.また鑑別困難でマッコンキー寒天培地での発育，運動性の違いから鑑別可能.ウマ，ロバなどに感染し，種特異性が高い.	患畜の膿などからヒトへ感染する人畜共通感染症.米国で2000年,ヒトへの実験室感染1例の報告.
5	*Francisella tularensis*（グラム陰性桿菌）	野兎病(ツラレミア)	人畜共通の急性発熱性疾患.ヒトへの感染は節足動物による吸血や保菌鳥獣類との接触で発症.感染力は強いが，ヒトからヒトへの感染はない.	北米，東欧州，シベリアなど北緯30度以北の世界各地で発生.「生ワクチンRV株」が旧ソ連邦で使用され効果を上げたが，治療後の致死率は30％.
6	*Clostridium botulinum*（嫌気性グラム陽性桿菌）	ボツリヌス症	土壌中，ヒトや動物の腸管内に広く分布.汚染食品中で産生する強力な神経毒によって食餌性ボツリヌス症(毒素型食中毒)を発症.	わが国では，1994年辛子蓮根による集団発生(A型)，1998年輸入オリーブびん詰めでの発生(A型)がある.国連調査でイラクが兵器としての保有していることが判明.
7	Botulinum neu-rotoxins	ボツリヌス毒素	ヒトからヒトへの感染はない.1gの殺傷力は150万人.	

（つづく）

剤種		特徴	事例
8 Variola major virus（Smallpox）（スモールポックスウイルス）	天然痘	天然痘ウイルスには，Variola majorとVariola minorの2タイプがある．致死率はmajor 20～50%，minorは1%未満．2つのタイプは増殖温度を除きウイルス学的性状は区別できない．自然界での宿主はヒトのみで，飛沫または空気感染，接触感染．米露でウイルスを保管．	1970年ドイツ人青年がパキスタンから帰国直後に発症．接触は同病室の2名のみであったが，3名の看護師を含む，計19人が院内感染し発症．うち4名が死亡．1977年に感染したソマリアの患者を最後に世界中で天然痘患者の発生はなく，WHOは1980年5月天然痘の世界根絶宣言を行った．
9 Variola minor virus（Alastrim）（ポックスウイルス）			
10 Ebola virus（フィロウイルス）	エボラウイルス病	4種類のウイルス型があり，致死率が異なりザイール型60～90%，スーダン型50～60%と高率．オオコウモリが自然宿主とも考えられている．流行は院内感染が拡大の要因．	1976年に初めて報告．2014年西アフリカ3国で爆発的な大流行を起こし，患者総数が2万7千人を超え死亡例も1万1千人に達した．
11 Marburg virus（フィロウイルス）	マールブルグ病	ラッサ熱に先立って認知された重症のウイルス性出血熱．エボラウイルスとは形態学的には区別困難，血清型で可能．アフリカミドリザルが介在動物で，ウイルス保有動物は不明．	1967年夏，西ドイツのマールブルク，フランクフルトおよびユーゴスラビアのベオグラードの3か所のワクチン製造所で，従業員とその接触者31名の患者が発生．うち7名死亡．
12 Foot-And-Mouth Disease virus（ピコルナウイルス）	口蹄疫	伝播力の強さと発症率の高さから，国際的な家畜衛生にとって最も重要なウイルス．ヒトに感染することは極めてまれ．	2001年英国の流行で646万頭もの家畜が殺処分され，2010年宮崎県では約29万頭の家畜が殺処分された．
13 Rinderpest virus（パラミクソウイルス）	牛疫	2011年撲滅宣言が発表された．撲滅宣言は1980年天然痘についで2例目で，動物では初めて．	18世紀欧州では約2億頭の牛が死亡し，この大流行は社会的に多大な影響を与えた．

CDCのカテゴリーA（天然痘，炭疽，ペスト，野兎病，ボツリヌス症，ウイルス性出血熱），類鼻疽，家畜に甚大な被害を有する口蹄疫・牛疫が指定されている．医療関係者だけでなく獣医学関係者との協働での生物剤テロ・災害対策が重要である．

注：CDCカテゴリーについては88ページ参照

〔Wagar E：Bioterrorism and the Role of the clinical Microbiology Laboratory. Clin Microbiol Rev 2016；**29**：175-189．をもとに作成〕

付録B 主な生物剤関連疾患の治療・予防

疾患	天然痘	炭疽	ペスト
感染経路	自然界での宿主はヒトのみ。 ヒトからヒトへの空気感染，飛沫感染，接触感染。 水痘との鑑別が重要で，水痘では異なった段階の発疹が混在。	吸入(肺)・皮膚・腸の3型に分類。第4型の注射炭疽もある。 ヒトからヒトへの感染はない。無治療では，致死率は90%以上にも及ぶ。 エアロゾルでは感染力が長期間持続し散布も容易。	腺・敗血・肺ペストの3型に大別。ペスト感染ネズミなどに吸着したノミ・蚊に刺され感染。 肺ペストは飛沫感染(ヒトからヒト)。
症状	前駆症状：倦怠感，発熱，頭痛。 特徴的発疹(四肢に同時発生)，紅斑，丘疹，水疱，膿疱，結痂，落屑の順で，2〜3週間で痂皮化。	初期症状：鼻閉感，関節痛，易疲労，空咳(感冒症状と類似)。 発症2〜3日後に咳の重積発作(呼吸困難)，チアノーゼや痙攣出現，突然死。	高熱有痛性のリンパ節腫脹(出血性化膿性炎症) ①腺ペスト：リンパ節腫脹，化膿，敗血症，高熱。 ②肺ペスト：高熱，咳，漿液性血痰。
治療	ワクチン未接種では20〜50%が死亡，支持療法と二次細菌感染に対する抗菌薬投与が主体。 特異療法はないが，ワクチン投与が曝露4日以内(1週間以内でも可か)であれば，発症予防や症状軽減が期待可能。	集中治療でも40%死亡。事前のワクチン投与予防よりも，菌曝露後の抗菌薬投与が効果的。 ①シプロフロキサシン：400 mg(静注)，12時間ごと，または500 mg(経口)12時間ごと。 ②ドキシサイクリン：100 mg(静注)，または100 mg(経口)，12時間ごと。 ③レボフロキサシン：200 mg(経口)，8時間ごと。 ④ベンジルペニシリン：400万U(静注)，4時間ごと。	未治療では80〜100%死亡するが，早期の抗菌薬治療(10〜14日間)で救命が可能(特に発症後24時間での治療が非常に有効)。 ①ストレプトマイシン：0.5 g(筋注)，2回/日。 ②ゲンタマイシン：5 mg/kg/日(筋注)，8時間ごと。 ③シプロフロキサシン：400 mg(静注)12時間ごと，治療まで750 mg(経口)12時間ごと。 ④ドキシサイクリン：200 mg(静注)，その後100 mg(静注)12時間ごと，治癒するまで，その後100 mg(経口)12時間ごと。 ⑤レボフロキサシン：200 mg(経口)8時間ごと。
予防	天然痘ワクチン(ジェンナー型，第二世代)接種では，10〜50万人に1人脳炎，その他心筋心内膜炎も発症 第三世代ワクチン(LC16m8)は，副作用が少なく効果的である。	①シプロフロキサシン：500 mg(経口) ②ドキシサイクリン：100 mg(経口) 上記は，12時間ごとに通常6週間投与とするが，多量被曝では8週間投与。 曝露後のワクチン接種単独では，吸入(肺)炭疽の発生予防は不可能。	①ドキシサイクリン：100 mg(経口)，12時間ごと。 ②シプロフロキサシン：500 mg(経口)，12時間ごと。 ③テトラサイクリン：500 mg(経口)，6時間ごと。 上記抗菌薬は7日間投与。 曝露後のワクチン接種効果は期待できない。 抗菌薬の予防内服が有効。

付録C 炭疽菌等の汚染のおそれのある郵便物への対応

1）事前準備事項 ・・・
　　①汚染者の一時待機場所.
　　②除染用シャワー施設の指定.
　　③開封場所の指定.
　　④点検用資機材：透明ビニール袋，マスク，手袋，立ち入り禁止標識.

2）郵便物の点検（簡易マスク・手袋装着が望ましい） ・・・・・・・・・・・・・・・・・・・・・
　　①全体的な汚れ，シミ，色あせはないか？　過剰な包装はないか？
　　②文書以外に液体，粉，金属のようなものが同封されていないか？
　　③過剰な重さ，重量の偏りはないか？　テープで全体を巻いていないか？
　　④差出人名・住所が明記されているか？　住所と消印が一致するか？
　　⑤差出人名・受取人名，住所等に著しい誤りはないか？

3）開封前に不審物等を発見した時 ・・・・・・・・・・・・・・・・・・・・・・・・・・・・・・・・・・・・
　　①封筒を振ったり，臭いを嗅いだりしない.
　　②不用意に開封しない.
　　③不審物等の確認後の対応
　　・換気器等を停止させ窓を閉め，速やかに周囲に通報する.
　　・部屋にいる者を退出させ，一時待機場所に移動，待機する.
　　・不審郵便物等をビニール袋に入れ，密封し指定場所に搬入する.
　　・マスク，手袋を装着し，ビニール袋内で粉・アンプルの有無を確認する.

4）炭疽菌混入の郵便物を開封した場合の対処 ・・・・・・・・・・・・・・・・・・・・・・・・・・

〈白い粉を吸入したとみられる場合〉
・発病予防のために抗菌薬の内服を開始する.
・内服は炭疽菌が否定されるまで続ける（ほとんどは炭疽菌入りではない）.
〈白い粉で身体や持ち物が汚染したとみられる場合〉
・服や持ち物をビニール袋に入れる.
・ビニール袋に氏名，連絡先，内容を記載する.
・お湯と石鹸で身体を洗う（シャワー）.
・汚染した品物と手紙を0.5％次亜塩素酸*で消毒する.

＊：家庭用漂白剤を水で10倍希釈したもので代用できる.

（箱崎幸也，作田英成）

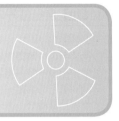

4 核・放射線

 A 核/放射線テロ・災害の基礎知識の重要性

①核/放射線テロ・災害は,原子力施設だけでなく,核燃料物質や放射性物質の輸送時,放射線を農業や工業,医療に利用する施設内の災害,非破壊検査業務を行う事業所の災害など,多くの場所において発生する危険がある.

②放射線は五感で感じることができないため,核/放射線テロ・災害発生時にはパニック発生が危惧される.

③核/放射線テロ・災害への対応には,生物剤・化学剤対応とは異なった専門的な概念や知識が必要である.

④α線による被ばくは紙1枚でも遮蔽できるが,γ線,中性子線では防護衣でも被ばくを防ぐことはできない.

⑤核/放射線テロ・災害対応活動は,被曝線量の個人管理など厳重な活動管理のもと,困難性の高い活動となる.

⑥身体の汚染を伴わない外部被ばくのみの傷病者では,被ばくしていない一般の負傷者と同様に対処できる.

⑦放射線障害に関する専門知識を有する機関や専門家の指示,助言等が重要である.

1) 放射線事故の場所・種類 ・・
　　①原子力施設(原子力発電所,核燃料工場,使用済み燃料再処理・保管施設)
　　②放射性同位元素(治療用,研究用)の合成施設
　　③製品検査場(工業製品や飛行機の非破壊検査)
　　④滅菌を行う工場(工業製品の滅菌,農作物の発芽防止)
　　⑤医療施設(放射線検査,放射線治療)
　　⑥輸送に関わる現場(核燃料,放射線源,放射性同位元素の輸送に関わる経路,空港,港湾)
　　⑦高線量被ばくが発生する主な状況は,以下の3つである.

- 核爆発によって，最初の60秒間に生じた放射線（即発放射線）から，またその後に爆心地点（Ground Zero）に比較的近いフォールアウト*区域（放射性の塵芥や粒子が落下した区域）に存在する中性子線により放射化された土壌や核分裂生成物から，極めて高い線量率が生じる．
- 原子力発電所事故では，揮発性の高い核種の核分裂生成物が主に炉外に漏洩するが，これにより原発近傍では高い線量率が生じる．
- 高純度核物質が臨界量（「臨界」）に到達する場合に生じる．それに引き続く核反応で，核爆発なしに大量のγ線および中性子線が放出される．
- コバルト60などの放射活性が高い物質および通常爆弾で作られた放射線散布装置（radiological dispersal device：RDD）（いわゆるダーティ爆弾）も，コバルト60などの物質が大きな固まりで周辺に飛び散った場合には，急性障害を引き起こすに十分な線量を発生する．

＊：核爆発により地表面の空気と土砂が上空に巻き上げられ，放射能を帯びた小さな粒子を形成し，フォールアウト（放射性降下物）として地上に降りそそぐ．

2) 放射性物質と放射線
　①放射線とは，核燃料物質や放射性同位元素の原子核が壊変する時等に放出される高速の粒子や高エネルギーをもつ電磁波をいい，α線，β線，γ線，X線，中性子線などがある．
　②放射性物質とは，放射線を放出する物質をいい，放射線を放出する性質あるいは能力を放射能という．
　③放射性物質や放射線の関係は，薪や熱・煙や火の粉にたとえるとわかりやすい．薪が燃やされると火が出るが，薪が放射性物質に，火から出る熱が放射線に相当する．また煙は放射性プルーム，火の粉は放射性核種の汚染にたとえられる．

3) 被ばく（外部・内部）と汚染
　①被ばくと汚染との明確な区別が重要である．
　②被ばくおよび汚染には以下の3様式がある．
　・外部被ばく：身体の外側から放射線を受けることである．
　・内部被ばく：呼吸器や消化管や傷（創）口などから体内に取り込まれた放射性物質によって，身体の中から人体組織や臓器が被ばくすることである．
　・体表面汚染：放射性物質が体表面に付着した皮膚の汚染である．
　・創傷汚染：放射性物質が傷口に付着した汚染である．

ⓐ放射線被ばく〔「外部被ばく」と「内部被ばく」（表1）〕

「被ばく」とは，人体が放射線を受けることである．「外部被ばく」と「内部被ばく」を区別することは，治療や長期予後の判定に重要である．

表1 外部被ばくと内部被ばくとの特徴の違い

外部被ばく	内部被ばく
1 被曝すると，放射線のエネルギーの一部ないし全部が体内に吸収され，吸収されたエネルギー量に比例して細胞傷害や遺伝子損傷を起こす．	1 一部の体内放射性物質は，特定の部位（臓器等）に沈着する性質があり，その部位の被ばく量が増加する．たとえば，放射性ヨウ素は甲状腺に集まり，甲状腺に被ばくし続ける（セシウムは均一に体内に分布し，成人では約3か月で50%が排泄される）．
2 外部被ばく者は放射能をもつわけではないので，他の通常の傷病者と同じように扱っても何ら差し支えない．	2 内部被ばくは，放射性物質が体内に存在する限り続く．放射性物質の体内残留量は，物理的な減衰と生物学的な減衰（新陳代謝等）の両方で減少する．
3 α線は皮膚で阻止され影響はない．β線も皮膚および眼（水晶体）の被ばく以外を考慮する必要はない．γ線は透過力が強いので，放射線の量により人体内部組織に影響を与える．	3 プルトニウムなどが放出するα線は透過力は弱いが，エネルギーが大きいため，すぐ近くの細胞に大きな影響を与え続ける．
4 被ばく線量は，個人線量計やサーベイメータ等で比較的容易に測定できる．	

ⓑ放射性物質による汚染（「体表面汚染」と「創傷汚染」）

①「体表面汚染」は，放射性物質が身体の表面に付着した状態である．本人や周囲の人が被ばくし続けるほか，周囲への汚染拡大や吸入等による内部被ばくの危険性がある．

②「創傷汚染」は，放射性物質が開いた傷口から取り込まれ，血管等を通じて組織，臓器に沈着する．内部被ばくの危険性が問題となる．

4）放射線の種類（表2）

放射線にはα線・β線・γ線・X線・中性子線などの種類があり，透過力がそれぞれ異なる（図1）．

表2 α線，β線，γ線を出す主な核種

核種	α線	β線	γ線
アメリシウム-241	○		○
セシウム-134，-137		○	○
ヨウ素-131		○	○
マンガン-54			○
プルトニウム-238	○		○
ルテニウム-103		○	○
トリウム-232	○		○
ウラン-238	○		○
亜鉛-65		○	○

4

核・放射線

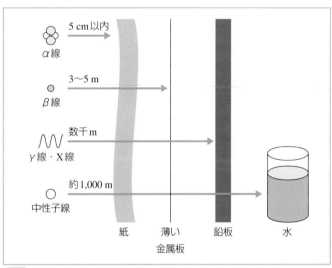

図1 放射線の種類による透過力の違い

α線は紙1枚，β線は薄い金属板で遮蔽され，透過力は弱く線源から離れていれば被ばくしない．

α線，β線は，内部被ばく・外部被ばくがある場合にのみ問題となる．

γ線/X線は鉛や厚い鉄の板で遮蔽される．

中性子線は核分裂・核融合によって発生し，水，パラフィンなど水素原子を多く含む物質によって遮蔽することができる．

ⓐ α線（陽性荷電粒子線）

α粒子は，荷電した重たい粒子である（中性子の4倍）．大きいためα粒子は遠くまで飛ぶことができず，皮膚の表層または着衣で遮蔽できる．α粒子は体外では危害を与えないが，体内に入った放射性核種源から放射されると，線量当たりでγ線の20倍の遺伝子損傷を引き起こす（内部被ばく）．

ⓑ β線（陰性荷電粒子線）

β粒子は荷電した非常に軽い粒子で，主にフォールアウト中にみられる．この粒子は組織中では短距離しか移動できないが，大量に皮膚に付着すると皮膚の基底層に障害をもたらしうる（外部汚染）．この病変は「β線熱傷」とよばれるが，熱による熱傷と外観が似ていることがある．β線は眼の水晶体に障害を与え，将来の白内障リスクを高める．ゴーグルで眼を保護することにより，リスクの防止が可能である．

ⓒ γ線・X線（電磁波）

γ線，X線はともに電磁波であり，X線は殻外電子のエネルギー変位で放射されるが，γ線は原子核のエネルギー変位で放射される点が異なる．

γ線は，核爆発中およびフォールアウト中に放射されるもので，X線に似た荷電していない放射線である．高エネルギーで物質を容易に透過する．透過力が強いため全身被ばくをもたらしうる（外部被ばく）．

ⓓ中性子線（非荷電粒子線）

中性子は，主に臨界事故や原子爆弾爆発時に放射され，フォールアウト中にはない．中性子は，電荷ゼロの粒子であり，原子核と衝突した際に陽子をはじき飛ばすことがあり，この二次的陽子線により線量当たりγ線の2.5倍から20倍もの損傷をもたらす（外部被ばく）．

5）放射線の単位（表3）

①放射能の強さはベクレル（Bq），放射線による人体被ばくの単位がシーベルト（Sv）である．

②ベクレル（Bq）の数値が高いと，放射性物質が多く含まれ，多くの放射線が出るということになる．

③シーベルト（Sv）は，人体がどれぐらい放射線により被ばくしたかの単位で，個人線量計で測定することができる．

表3	放射線の単位
ベクレル（Bq）	放射能の強さを表し，1秒間に壊変する原子の数である．
グレイ（Gy）	放射線によって，物質に与えられたエネルギー量を表した吸収線量である．
シーベルト（Sv）	人体への被ばく線量である．放射線の種類やエネルギーの大きさによる毒性の違い*を補正した等価線量と，放射線防護管理のために考案された単位の実効線量である．

＊：発がん影響を指標にした場合の毒性の差．

ⓐシーベルト（Sv）の等価線量と実効線量

①実効線量：全身の被ばく量を表す．それぞれの組織・臓器の「臓器荷重係数」と当該組織・臓器の等価線量の総和．線量計で測定した線量（実用量）で評価する．

②等価線量：組織や臓器ごとの被ばくの慢性的影響を表す単位で，放射性ヨウ素の吸入による甲状腺内部被ばくや皮膚の局所被ばく線量である．

等価線量（Sv）＝［吸収線量（グレイ：Gy）］×［放射線荷重係数］

③放射線の種類によってGyをSvに換算する係数［放射線荷重係数］が異なる．

④X線，γ線，β線の被曝の場合には，GyをSvに置き換えることができる（1 Gy＝1 Sv）．

⑤α線の被ばくの場合には，GyをSvに置き換えるには20を乗じる（1 Gy＝20 Sv）．

B 被ばく防護

1）**外部被ばく防護の3原則** ・・

外部被ばく防護の3原則は，時間，距離，遮蔽である（図2）．

①時間による防護：　線量＝（作業場所の線量率）×（作業時間）

被ばく線量は作業時間に比例するため，作業時間はなるべく短時間にとどめる．

②距離による防護：　線量当量率＝（距離）²に反比例

被ばくは距離の2乗に反比例するため，2倍離れると被ばく線量は1/4，4倍離れると被ばく線量は1/16になる．

③遮蔽による防護：α線やβ線は遮蔽が容易であるが，γ線は完全には遮蔽できないため，主に時間と距離で被ばくを管理する．

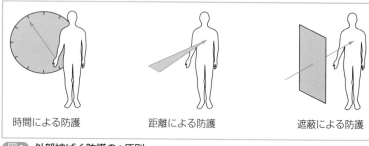

時間による防護　距離による防護　遮蔽による防護

図2 外部被ばく防護の3原則

外部被ばくの放射線種は，γ線，X線，中性子線である.
α線，β線は透過力が弱く，外部被ばくによる影響はほとんどない.
被ばく量の測定は，個人線量計により容易に把握できる.

2）外部被ばく防護の3原則に沿った被ばく防護の原則

ⓐ短時間での防護

①全対応要員に，積算被ばく量が9 mSv（限度10 mSv）に達した時に警報を発する個人線量計を常時携行させる.警報が鳴った時点で活動を中止する.

②個人の被ばく量を監視しながら活動させ，活動終了後は被ばく量を確実に記録する.

ⓑ距離による防護

①放射線測定器を用いて，被ばく線量がバックグラウンドレベル*を超えない場所を安全区域とする.

②放射性物質等に接近する場合は，急激な接近は避け測定器を活用して高線量被ばくを回避しながら行動する.

＊：バックグラウンドレベルとは，放射線測定で「事故対象となる放射線源以外の原因により観測される値」である.
放射線測定の際に，宇宙線の影響，土壌に含まれる自然放射線の影響などにより，ゼロを示さない場合がある.この時の測定器の示す値が，日本では自然放射線レベル（0.005～0.05 μSv/時）ならばバックグラウンドレベルである.初動対応時は，この値が観測されるエリアは安全区域（非汚染区域）として活動することができる.

ⓒ遮蔽物による防護

①放射性物質の付着防止および内部被ばく防止のため，簡易型防護衣＋防護マスクを確実に着装する.

②γ線，X線は防護衣による完全防護は期待できないため，透過阻止能力

の大きなコンクリート壁，建物の陰などに隠れる．

③中性子線は，水，パラフィンで遮蔽可能である．

④急なドアの開放や壁の陰からの飛び出しによる高線量被ばくを避ける．

3) 汚染防護の原則(主に内部被ばく対策)

ⓐ 汚染の評価

①汚染とは，放射性物質が通常のバックグラウンドレベルを超えて存在していることをいう．

②外部汚染は測定評価が容易である(サーベイメータで実施可能)．

③内部汚染の正確な測定評価は難しい(ホールボディカウンターが必要)．

④鼻腔スメア検査も内部被ばくの評価に役立つ．

ⓑ 汚染管理

①放射線源が漏洩して空間中に放出された場合，放射性物質を含む粉塵やエアロゾル，液体が散乱する．

②粉塵や液体，エアロゾル，プルームなどに曝露したりそれらを吸い込んだりすることで，外部汚染や内部汚染が発生する．

③体表面に付着した放射性物質は，除染で取り除くことができる．

ⓒ 内部被ばく管理

①内部被ばくに影響する放射線は，α線，β線である．エネルギーの大きいα線が特に重要である．

②内部被ばくを直接測定するためには，低バックグラウンドの遮蔽空間で特殊な装置(ホールボディカウンター，甲状腺モニター，肺モニター)を必要とする．

③放射性物質を吸い込んだり開いた傷口から体内に取り込まれると，専用の薬剤で体中から強制的に排泄する必要がある．

④放射性物質を含んだ空気，ガス，粉塵を吸わないように，ホットゾーンおよびウォームゾーン内では必ず放射線防護衣，化学防護衣または陽圧式化学防護衣を完全着装する．

⑤ウォームゾーン内では，簡易型防護衣等を着装する．

⑥気道からの放射性物質取り込み防止には，呼吸装置や酸素発生式呼吸器，HEPA等防塵フィルター付きの防護マスクを着装する．

⑦外傷をもった要員は，傷口から放射性物質を摂取する危険があるため，核/放射線テロ・災害現場への対応要員から外すか，バックグラウンドレベルの低い区域内での活動に限定する．

4) 初動対応要員の被ばく限度基準(表4)

①被ばく時間・線量は,個人線量計を確認しつつリアルタイムで管理する.

②人命救助等,緊急でやむを得ない場合の被ばく限度は,日本では100 mSv,欧米では500 mSvとされる.

③消防活動における消防職員の被ばく限度基準

・通常の消防活動における被ばく線量限度は10 mSv以下と定めている.

・消防マニュアルには記載はないが,サーベイにおいて100 mSv/時(IAEAが定める危険境界値)を超えるような高線量を示し容易に積算線量が30 mSvを超える区域には進入すべきではない.ただし,人命救助のためにやむを得ない場合は100 mSvを上限としている.

・放射線業務従事者の被ばく限度の考え方を準用した場合,50 mSv被ばくした隊員は以後5年間の被ばく限度は50 mSvであり,100 mSv被ばくした隊員は以後5年間放射線テロ・災害現場での活動は控えるべきである.

表4 被ばく線量限度等,個人警報線量計警報設定値

区分	1回の活動当たりの被ばく線量の上限	個人警報線量計警報設定値
通常の消防活動	10 mSv以下	左記の値未満で設定
区分	被ばく線量限度	個人警報線量計警報設定値
人命救助等の緊急時活動	100 mSv	30〜50 mSvの範囲で設定
繰り返し活動を行う場合	決められた5年間の線量が100 mSv(ただし,任意の1年に50 mSvを超えるべきではない)	左記の条件を確実に満たすように設定する

注:消火活動における被ばく線量については,線量限度および上限を定めているが,極力被ばく線量を低減するような活動に留意すること.
注:被ばく線量限度100 mSvの値は,人命救助等やむ得ない場合に限られるものであることに留意すること.
〔平成29年3月 消防庁国民保護・防災部参事官付,平成28年度 救助技術の高度化等検討会報告書;3-7,令和元年5月 中央防災会議,防災基本計画 第12編 原子力災害対策編.をもとに作成〕

5) 初動対応要員の被ばく限度の考え方

中央防災会議が定める防災基本計画には原子力災害等発生時における防災業務関係者の放射線防護に関して次のように記述されている.

「防災業務関係者の放射線防護については,あらかじめ定められた緊急時

の防災業務関係者の放射線防護に係る基準に基づき行うものとする.」
　また，総務省消防庁のマニュアルによれば放射線防護措置の中に以下の記述が見られる.
　"「被ばく線量限度」と「個人警報線量計警報設定値」を厳守すること（表4）".
　表4から，通常の消防活動における1回の活動当たりの被ばく限度の上限は10 mSvであり，人命救助等の緊急時活動における被ばく限度の上限は100 mSvであることがわかる.

6) 放射線被ばく管理（測定器の活用）（図3）・・・・・・・・・・・・・・・・・・・・・・・・・・

　①「放射線は五感で感じることができない」ことから，測定器によって活動環境や場所の危険性を定量的に把握しながら活動する.
　②目的に応じた複数の測定器の使用が不可欠である.
　③α線，β線の遮蔽は容易であるが，測定器で検知した場合はすでに放射能汚染区域内に進入している可能性がある.
　④α線による人体への影響は，主に体内に取り込まれたときの内部被ばくが問題となるため，防護衣や呼吸保護具の着装が必須である.
　⑤γ線，中性子線は防護衣による防護は不十分であるが，測定器によって比較的遠方からでも存在の検知が可能であり，防護の3原則（遮蔽・時間・距離）により防護ができる.
　⑥個人の外部被ばく測定器
　・線量率計：単位時間当たりの被ばく線量（線量率）を測定する.
　・積算線量計：1回の活動における基準積算被ばく線量を超えたときに警報を発する機能がある線量計を装備すると有効である.
　・線量率と積算線量の両方の機能を併せもつポケット線量計を全員に持たせて活動させる.
　⑦放射性物質による汚染検査測定器
　・α線源の測定：ZnSシンチレーションサーベイメータ
　・β線源の測定：GM管式表面汚染サーベイメータ（微量な線源測定が可能）
　⑧空間線量率の測定器
　・NaIシンチレーションサーベイメータ：空間線量率を感度よく測定できる. ただし，空気中に放射性物質を含んだ粉塵等が浮遊しているのか，γ線を放出する放射性物質が地表面に付着しているのかを分別できない. この測定器によってバックグラウンドレベルを超えるエリアの存在を確認することができる.
　⑨電離箱式のサーベイメータ
　・感度はNaIシンチレーションサーベイメータより劣るが，放射性核種の

γ線エネルギーの影響を受けにくく，測定効率が変動しにくいので，核種が不明の際の空間線量率の測定に有用である．

⑩中性子線測定器

・³He計数管，中性子線警報器．

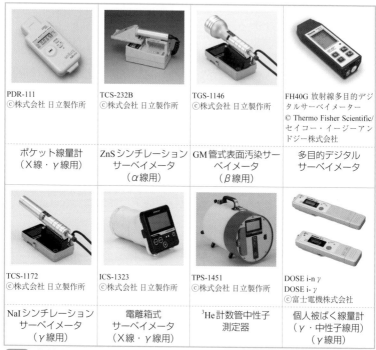

PDR-111 ⓒ株式会社 日立製作所	TCS-232B ⓒ株式会社 日立製作所	TGS-1146 ⓒ株式会社 日立製作所	FH40G 放射線多目的デジタルサーベイメーター ⓒ Thermo Fisher Scientific/セイコー・イージーアンドジー株式会社
ポケット線量計 （X線・γ線用）	ZnSシンチレーションサーベイメータ （α線用）	GM管式表面汚染サーベイメータ （β線用）	多目的デジタルサーベイメータ
TCS-1172 ⓒ株式会社 日立製作所	ICS-1323 ⓒ株式会社 日立製作所	TPS-1451 ⓒ株式会社 日立製作所	DOSE i-n γ DOSE i- γ ⓒ富士電機株式会社
NaIシンチレーションサーベイメータ （γ線用）	電離箱式サーベイメータ （X線・γ線用）	³He計数管中性子測定器	個人被ばく線量計 （γ・中性子線用） （γ線用）

図3 各種放射線測定機材（一例）

 ⓒ 初動対応（要員）の活動フロー（図4）

図4, 5は「IAEA-EPR-FIRST RESPONDERS 2006」および「平成29 年3月消防庁国民保護・防災部参事官付：平成28年度　救助技術の高度化等検討会報告書」，その他関係資料をもとに作成した．

1）基本方針

①化学剤テロ・災害の対処要領に準じて，市民の安全を確保しながら，被

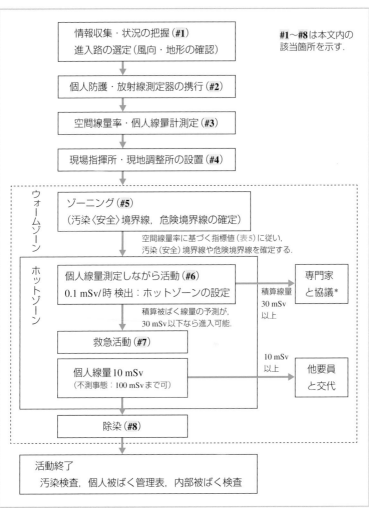

図4 初動対応要員の活動フロー

＊：年齢，インフォームドコンセントの有無を考慮し，放射線防護の専門家とともに活動する要員を選定する．

〔IAEA-EPR-FIRST RESPONDERS 2006.（https://www.pub.iaea.org/MTCD/Publications/PDF/EPR_FirstResponder_web.pdf），平成29年3月 消防庁国民保護・防災部参事官付，平成28年度救助技術の高度化等検討会報告書，その他関係資料をもとに作成〕

災者を早期に救出および救護し，放射性物質の汚染拡大防止を図る．

②生物剤/化学剤テロ・災害対処と大きく異なる点は，たとえレベルAの防護衣を着用していたとしても，γ線や中性子線からの被ばくを防御できない点である．

③初動対応要員自身の被ばくおよび汚染を防護しつつ，常時個人線量計を携帯し積算被ばく線量を確認しながら行動する．

④積算被ばく線量が限界値（10 mSv）に達したら現場から離脱する．そのため9 mSvを超えたら警報が鳴るように設定しておく（この基準は各組織で異なることもある）．

⑤1回の現場活動における要員個々の被ばく量を記録し，個人放射線被ばく記録として生涯にわたって保存する．

注：国民保護訓練では，現場で被災者の線量測定を行うことが時間的に困難なため，すべての被災者を汚染されているものとみなし，ホットゾーンで脱衣などの除染を行い，ウォームゾーンで個人の線量測定を行うというより実際的な方法がとられている．

2）初動対応（要員）の活動フローの留意事項 ··

①情報収集（図4**#1**）

放射性物質がからんだ事案か否かの情報を収集する．放射性物質や核燃料物質の表示ステッカー，遮蔽用の鉛板，発熱する金属ペレットや金属塊などはダーティ爆弾を強く示唆する．

②出動時の措置（図4**#2**）

防護衣・呼吸保護具の選択（火災時には防火服の着装），出場路の選定，測定器スイッチON．

③資機材の確認（図4**#2**）

放射線測定器の補正，個人線量計，風向・風速計，施設の関係資料，除染資機材，養生シート．

④初動対応要員（特に女性）の健康チェック（図4**#2**）

体調不良や外傷の有無，熱中症対策．

⑤空間線量率（地上高1 m）測定（図4**#3**）

複数の測定器で放射線レベルを広範囲に測定する．建造物や崖での測定は，1 m離れた地点の空間線量率を測定する．土壌の汚染密度も測定する．バックグラウンドレベル以上の検出で汚染（安全）境界線を設定する．

⑥現場指揮所・現地調整所の設置（図4**#4**）

バックグラウンドレベル以下のコールドゾーンで選定する．現地調整所では任務分担を明確化し，指揮系統を確立する．この際，放射性物質の

種類，汚染密度および空間線量率などの情報を共有する.

⑦ゾーニング（図4#5, 図5）

　　バックグラウンドレベル以上の空間線量率が検出されたところで汚染（安全）境界線を確定する. 0.1 mSv/時検出で危険境界線を設定する.

⑧ウォームゾーン・ホットゾーンの早期確定（図4#5）

　　両区域が活動中に拡大しないよう安全を見込んで十分広いスペースを設定する. ホットゾーン内では厳重な進入統制と, 対応要員の被ばく量管理を行う.

⑨関係機関現地調整所（図4#5）

　　施設責任者, 消防, 警察, 地元自治体等との調整所の早期開設とともに, 地域住民の安全確保を最優先させる.

⑩ホットゾーン内の活動（図4#6）

　　個人線量を常に確認しながら, できるだけ短時間の活動を行う. その際, 放射線防護の専門家の支援を受けて活動する.

4

核・放射線

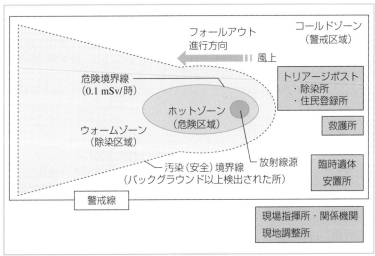

図5　放射線テロ・災害時のゾーニングの一例
安全に活動可能な地域（コールドゾーン）と放射線防護措置が必要な地域（ホットゾーン・ウォームゾーン）との境界である汚染（安全）境界線を確定する. 汚染（安全）境界線で囲われる地域の中で, 特に放射線レベルが高いホットゾーンの外線（危険境界線）を確定する.
〔IAEA-EPR-FIRST RESPONDERS 2006.（https://www-pub.iaea.org/MTCD/Publications/PDF/EPR_FirstResponder_web.pdf）, 平成29年3月　消防庁国民保護・防災部参事官付, 平成28年度救助技術の高度化等検討会報告書, その他関係資料をもとに作成〕

⑪救急活動（図4#7）

ホットゾーン内では，止血や気道確保などの必要最小限の救命処置を実施することもある．

⑫除染（図4#8）

線量が増すため，ホットゾーン内で除染は行わない．除染はウォームゾーン退出時に実施する（放射性物質の付着を除去するため，ウエットティッシュ等の拭き取り除染が最適である）．

注1：屋内施設では空調設備の停止を確認する．空調設備に汚染拡大を防止する構造がある場合や，災害状況から空調設備を作動させる必要がある場合は活用する．

注2：遅れて参集する海上保安庁，自衛隊，原子力規制委員会などの現地派遣専門家は，現地調整所に参集し，それぞれ専門的な任務を分担する．

3）テロ時の放射線学的な境界線設定指標

以下の指標は，国際機関の境界線設定指標に沿ったものである．図4，5の設定値と異なることに注意を要する．

ⓐ核テロ時の放射線学的な境界線設定指標

テロリストによる小型核兵器の使用時には，地表で炸裂後，爆発区域はひどく汚染されるので，放射性物質の核種崩壊が十分に生じ，放射線の放出がなくなるまでは区域管理（demarcation）の必要がある．

注：爆発後の空間線量率はおおよそ7-10ルールに従い減衰する．1時間後の空間線量率と比較すると7時間後の空間線量率は約1/10に，49時間後の空間線量率は約1/100に低下する．

ⓑ放射線テロにおけるゾーニング（放射線学的な境界線設定指標）

放射線テロにおいて，真に放射線学的な脅威が存在する場所は線源の近傍である．このため，放射線テロが疑われた場合には，厳密な放射線学的調査結果を待たずに，事案の種類に従い暫定的に汚染（安全）境界線を設定する（表5）．空間線量率は，距離の2乗に反比例して増加するため，線源に近づく際には注意が必要である．その後，空間線量率測定を行い，放射線防護の専門家による地表面の汚染密度測定結果をみて，改めて危険境界線と汚染（安全）境界線を設定し直す．

表5 放射線テロなど緊急時の暫定的な汚染（安全）境界線の半径

状況	暫定的汚染（安全）境界線
屋外	
未遮蔽あるいは損壊された危険性の高い線源	半径30 m
危険性の高い線源からの放射性物質漏洩	半径100 m
危険性の高い線源を巻き込んだ火災・爆発・煙霧	半径300 m
ダーティ爆弾（未爆発，爆発後）	半径400 m
臨界実験装置（中性子線照射）	半径500 m
放射線学的モニタリングによる拡大措置	
地上高1mの空間線量率 100 mSv/時	左記の測定値が計測される地点

〔IAEA-EPR-FIRST RESPONDERS 2006.（https://www-pub.iaea.org/MTCD/Publications/PDF/EPR_FirstResponder_web.pdf）をもとに作成〕

4) ゾーニングと空間線量率測定の実践（表5，6）

IAEA-EPR-FIRST RESPONDERS 2006のダーティ爆弾での実践例を示す．

①暫定的に半径400 mの汚染（安全）境界線を設定する．自力で歩ける被災者を半径400 mの汚染（安全）境界線の外側，風上方向にある安全地帯に移動させる．

②汚染（安全）境界線の外に，トリアージポスト・除染所・住民登録所を設定する．汚染（安全）境界線のさらに十分外側に，道路や河川など管理しやすいラインを設定する．

③ウォームゾーン内に進入する初動対応要員は，レベルC以上の防護衣を装着し，3名以上のチームで活動する．個人線量計は9 mSvでアラームが鳴るように設定する．

④最初に進入するチームは空間線量率サーベイ・チームで，その後方に救助隊や現場検証部隊が続く[*1]．

⑤空間線量率[*2]測定に際しては，GM管式表面汚染サーベイメータをγ線測定モード（プローブ窓を閉じた状態）に切り替える．放射性物質の粉塵が付着する場合に備え，プローブを食品用ラップフィルムで包み[*3]，現場に進入する．地上高1 m，建造物近辺では建造物から1 m離れた地点での地上高1 mの空間線量率を確認しながら前進する．空間線量率サーベイ・チーム員は，現場に到着する前にサーベイメータのバッテリー・チェックを行い，バックグラウンドレベル（0.005〜0.05 μSv/時）が測定できることを確認しておく．

⑥空間線量率サーベイ・チームは，空間線量率が100 μSv/時のライン〔汚染（安全）境界線〕を確定し，マークを付けていく．空間線量率が100 mSv/時のポイントに達したら，チームは前進をやめ，左右方向の調査を行い，100 mSv/時のライン（危険境界線）を確定する*4．

注：表6からわが国の消防活動マニュアルの1,000倍で境界線を設定していることがわかる．

⑦空間線量率のデータより，空間線量率が100 μSv/時のラインが暫定的な半径400 mの汚染（安全）境界線より外側にある場合は，汚染（安全）境界線を空間線量率が100 μSv/時のラインまで後退させる*5．

⑧空間線量率が100 μSv/時のラインが暫定的な半径400 mの汚染（安全）境界線より内側にあった場合，あるいは，100 μSv/時に達するポイントがない場合であっても，汚染評価チームによるβ線核種やα線核種の表面汚染密度測定結果が出るまで，暫定的な半径400 mの汚染（安全）境界線は維持する．

⑨救助隊は，空間線量率が100 μSv/時以上の区域（ウォームゾーン）にいる被災者をトリアージポストへ搬送し，救急搬送隊に傷病者を引き渡す．

⑩危険境界線内（ホットゾーン）にいる被災者の救出は，放射線防護の専門家の支援を待って行う．ホットゾーン内では，線源に近づくにつれ急速に線量率が高まるため，放射線防護の専門家の支援なしに進入してはならない．

⑪ホットゾーン内では，無人の線量分布測定車や数mのアーム付き線量計，無人の放射線量率測定ロボット等により線量率の分布を事前に調べる．移動式の遮蔽体を利用して安全な作業領域を確保しつつ，さらに被ばく時間の管理などの手法を取り入れて慎重に活動する必要がある．

*1：β・γ核種およびα核種による放射性物質の表面汚染をサーベイする，汚染評価（サーベイ）チームが必要である．サーベイに時間がかかること，およびレベルC以上の防護衣を着ていればβ線やα線を防護できることから，その測定結果は救助隊や現場検証部隊の活動を制限する基準には使われない．

*2：空間線量率は，ある時点で測定した空気中の放射線であり，現在使われているフィールド計器で極めて容易に測定できる．この線量率で，たとえば正中組織被ばく線量もしくは造血臓器への被ばく線量などの近似値を求めることができる．

*3：放射性粒子や体液で絶対にプローブを汚染しないこと．体液や組織液または防護手袋は，α粒子や弱いβ粒子を検出するのに妨げとなることがある．

*4：空間線量率測定は電離箱式サーベイで行うのが望ましい．放射性核種のγ線エネルギー特性により，測定効率が変動しやすいGM管式表面汚染サーベイメータより空間線量率測定に適している．NaIシンチレーションサーベイメー

タは，放射性核種による測定効率の変動が大きいので，本目的のためには不適である．

＊5：線源が大きな複数の破片として散乱する場合，100 mSv/時の危険境界線は爆心からの同心円とはならない．ビル内部は，遮蔽により空間線量率は低いと考えられるが，爆心に隣接する屋内には放射性物質の破片が飛び込み，線量率が高くなる可能性に注意する．

表6 核テロ・災害時の放射線学的な境界線設定指標

	地上高1 mでの空間線量率	β・γ核種表面汚染	α核種表面汚染	わが国の消防機関
汚染（安全）境界線	100 μSv/時	1,000 Bq/cm²	100 Bq/cm²	バックグラウンドと同程度
危険境界線	100 mSv/時	規定なし	規定なし	100 μSv/時

IAEA-EPR-FIRST RESPONDERS 2006では，空間線量率に基づく汚染（安全）境界線，危険境界線のみが定義されている．

└─┘：わが国の消防機関の境界線設定値は国際基準の1/1,000に設定されている．
〔IAEA-EPR-FIRST RESPONDERS 2006.〔https://www-pub.iaea.org/MTCD/Publications/PDF/EPR_FirstResponder_web.pdf〕をもとに作成〕

5）初動対応要員の被ばく・汚染時の措置 ・・・・・・・・・・・・・・・・・・・・・・・・・
　①被ばく・汚染時の応急処置
　・防護衣を脱衣し，汚染袋等に密封後に汚染検査を実施する．
　・さらに身体に汚染が残存していれば，乾式（ドライ）除染を実施する．
　・鼻腔スメア＊により内部被ばくを評価する．
　・急激に高線量率の放射線を被ばくした時や汚染を受けた時は，ただちにホットゾーンから脱出し，汚染検査・除染実施後，緊急被ばく医療機関を受診する．
　・創傷部が汚染された場合は，ただちに活動を中断し，汚染検査・除染実施後に緊急被ばく医療機関を受診する．
　・創傷程度が重い場合は緊急検査を実施し，身体全体を被覆して汚染拡大防止措置を実施後，緊急被ばく医療機関に搬送する．
　②ホットゾーン内で救援活動を実施し，被ばくや汚染またはそのおそれのある者は，専門家等と協議し臨時健康診断を受けなければならない．
　③内部被ばくの可能性のある対応要員への医学的措置
　・綿棒の先に濾紙を巻き，その濾紙で左右の鼻孔，口を拭き取る（鼻腔スメア＊・口角スメア）．
　・消化管汚染が考えられる場合は，24時間糞便を採取する．
　・内部汚染が考えられる場合には，24時間尿を採取する．

＊：鼻腔スメアの評価法

鼻腔スメアの測定値（ウェル型シンチレーションカウンター）の40倍が，体内に吸入されたと評価される．成人の場合，吸入被ばくにより甲状腺等価線量100 mSvをきたすヨウ素131の量は6.7×10^5 Bq，その1/40量は17,000 Bqである．簡易的に，17,000 Bq付着したスメア小濾紙をビニール袋に入れ，非汚染の机の上に置き，それをGM管式表面汚染サーベイメータのプローブを密着させて測定すると，窒息現象が起きて80,000 cpm程度のカウントとなる．ウェル型シンチレーションカウンターがなくても，簡易測定で70,000 ～ 80,000 cpmが測定される場合には，正式にホールボディカウンター，甲状腺モニターや尿中排泄量などでの測定で再評価する．

6）トリアージ（大量に被ばくした者が多数発生した場合の対応）・・・・・・・・・・・・

①医療資源に比べて重傷者が多い場合，トリアージが適用される．

②この場合，推定被ばく線量により放射線被ばく傷病者を分類する（表7）．

③多数の被ばく者の場合，外傷をもたない者は風上に避難させ，まず除染所に送り，除染や住民登録をする．

④生命の危険を負う傷病者は現場で除染せず，安定化処置を行い，緊急被ばく医療機関に後送する．

⑤被ばく者や汚染者が病院に殺到すると，病院機能が麻痺し救急医療に支障をきたすので，歩行可能な被ばく者は病院に誘導せず，別に設定した除染所で自己除染し，自宅待機させる．

⑥放射線被ばくと外傷が合併した複合損傷では，1.5 ～ 2.0 Gyの被ばくがあった場合，災害医療のトリアージの分類を1段悪いほうに下げて対処する．

表7 トリアージを行う場合の大量放射線被ばく傷病者の分類

分類	推定被曝線量	吐き気・嘔吐
待機治療群（黄）	1.5 Gy未満	軽微
緊急治療群（赤）	1.5 Gy以上	3時間以内に出現

 D 放射性物質の除染

放射性物質の除染は，原則的には化学剤除染と同じ方法で行う．主な違いは実施タイミングであり，化学剤除染は緊急を要するが放射性物質の除染は緊急を要しないこともある．

傷病者の除染は大変な労力や時間が必要とされるため，適切な計画や訓練

が実施されていても，かなりの人員や資機材を投入する必要がある.

1) 除染の基本的な考え方 ●●●
　①初動対応要員は，一般的な標準的予防策(91ページ参照)で防護しなければならない.
　②除染は，放射性物質を含んだ排液管理の困難さから「拭き取り」の簡易除染が基本となる.
　③密封線源事故対応などで被ばくしたが，身体内部や創傷部が汚染されていない場合は除染の必要はない.
　④被ばくして汚染されている場合は，衣服の脱衣，拭き取り(時に水)での除染が必要である.
　⑤衣服を取り除いて皮膚および頭髪を素早く洗浄すれば，汚染の90%は取り除ける.
　⑥創傷部は生理食塩水での除染を実施する.
　⑦内部汚染の場合は，速やかに放射線医学専門施設や医師に連絡しなければならない.
　⑧救命処置が必要な傷病者では除染より治療を優先させるが，その他の傷病者は除染してから治療する.
　⑨除染前に治療すると医療施設が汚染されるので，現場への到着前に除染計画を立てておく.
　⑩常に放射性物質による汚染だけでなく，化学剤との複合汚染の可能性にも注意しなければならない.

2) 放射性物質の除染要領 ●●●●●●●●●●●●●●●●●●●●●●●●●●●●●●●●●●●●●●●
　①除染資機材：大小ビニール袋，ポリバケツ，荷札，サーベイメータ，バスタオル，ポンチョ，替え用下着や替え用靴下
　②除染の順番：手，頭髪，頭，顔面(眼，耳，鼻)，皮膚の順に拭き取りを行う.
　③頭髪は中性洗剤と少量の水を含ませたガーゼで毛先に向かって拭き取る.廃液の管理が可能であれば，シャワーを用いてもよい(頭髪を切ってもよいが，剃ってはいけない).
　④頭部や顔は湿ったガーゼやウエットティッシュで拭き取る.
　⑤眼は滅菌精製水(または水道水)で除染側を下にして受水器を当てながら洗い流す.鼻は本人に鼻をかませてから，湿った綿棒で軽く拭き取る.口角を綿棒で拭き取り，洗ってからうがいをさせる.耳は表面をよく拭き取ってから，湿った綿棒で耳の穴を拭き取る.眼，鼻，口，耳に汚染

水が入らないように十分注意する.

⑥創傷部の除染が遅れると,内部汚染につながるので早急に実施する.創傷部位の衣服を脱がせ,汚染の拡大を防ぐための滅菌ガーゼを当てる.創傷部位を滅菌精製水で洗い流す.

3)汚染された皮膚除染の基本 ....

①サーベイメータで汚染部位や範囲を確認する.

②バットに水をためてガーゼを濡らし,濡れガーゼを使用して中性洗剤で拭き取る.

③皮膚を傷めないように軟らかいブラシでブラッシングしてもよい.

④汚染部位を中心に,中心部に向かって拭き取るようにする.

⑤頻回にゴム手袋を交換する.

⑥落ちにくい部位はオレンジオイル,EDTA入りシャンプー等の除染剤を使用する.

⑦落ちないときはスポンジか柔らかい毛ブラシを使って数回拭き取る.

⑧オレンジオイルや中性洗剤などは原液を使用するが,皮膚の弱い人には2〜3倍に薄めて使用する.

⑨顔に近い部位の除染の際は,洗浄液が顔に飛ばないように配慮する(傷病者の顔にシールドを置くとよい).

⑩一通り除染が終了したらサーベイメータにより除染効果を確認する.

⑪残存汚染があれば再度除染を行う.

⑫除染後は皮膚が荒れているので保護クリームを塗る.

⑬数回の除染で残存汚染が残る時は,テガダーム™等で汚染の拡散を防止する.

4)傷病者除染所の概要(図6) ....

ⓐ歩行不能の傷病者の除染

①歩行不能の傷病者1人につき,2人の対応要員とさらに補助対応要員2人が必要となる.

②対応要員2人は,トリアージポストで担架搬送傷病者1名に付き添い,汚染(安全)境界線で引き渡すまで担当する.

③衣服を取り除き,必要な皮膚除染を対応要員2人で実施する.

④補助対応要員のうち1人は,対応要員2人が衣服を脱がせた状態で傷病者を持ち上げるのを助け,もう1人の補助対応要員は汚染された衣服と担架を取り除いて,きれいな担架と交換するのを手伝う.

⑤この要員4人は簡易防護衣と呼吸保護具を装着して,傷病者の除染と傷

病者の移動を行う.

⑥対応要員各人が，防護衣外側の腰と頸の間に個人線量計を装備する.

⑦除染手順は，本章付録Fに詳細を記載している（162ページ参照）.「初動対応要員への除染手順」であるが，一般向けにも応用できる.

ⓑ 歩行可能の傷病者の除染

①歩行可能の傷病者の除染の原則は，歩行不能の傷病者の場合と同様である.

②傷病者同士が互いに除染することも可能である.

③歩行不能の傷病者の除染との大きな違いは，傷病者自身や周囲の人への汚染の危険性を減らすために，衣服除去の順序が異なる点である.

④歩行不能の傷病者では上着とズボンと靴を一緒に取り除くが，歩行可能の傷病者では，上着・靴・ズボンの順に除去していく.

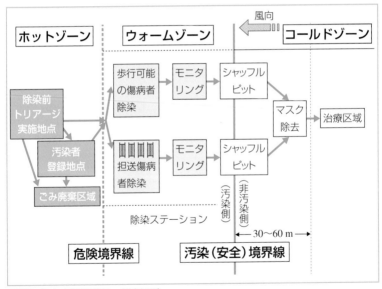

図6 傷病者除染所の一例（米軍）

シャッフルピット：一般的には，2層のsuper tropical bleach（高度さらし粉）と3層の土砂からなる.

シャッフルピットは防護ブーツの底を覆うのに十分な深さがなければならない．わが国では漂白剤液体等で代用することが多い.

〔U.S. Armed Forces Radiobiology Research Institute；Handbook of Medical Management of Radiological casualties. 2003. をもとに作成〕

5) 初動対応要員の除染所

①図7は初動対応要員向けの，米軍組織での除染所図であるが，その手順はいかなる状況や組織でも参考にすることができる．

②汚染された健常な対応要員は，この手順でウォームゾーンから汚染（安全）境界線を越えてコールドゾーンに移動する．

6) 設備および建造物の放射性物質汚染の除染

①設備および建物の汚染のほとんどは，通常のハウスクリーニング法を色々組み合わせれば物質の除去ができる．

②高性能のフィルター付の吸引式掃除機は，湿った物質を吸引でき特に有用である．

③壁の素材によっては，汚染がなくなるまで何度もこすり落としたり，掃除機で吸い込まなければならない表面もあるので注意を要する．

7) 除染の証明・目標

①除染目標は，バックグラウンドレベルの2〜3倍にまで下がった場合，または除染効果が10％以下になった場合である．

②サーベイメータを使って身体を注意深く検査し，十分な除染ができているか確認する．

③手，指，顔面，頭髪，足には特に注意を払わなければならない．

④原子力規制委員会は，皮膚，物体の表面汚染の除染開始レベルをβ線放出体の場合は原子力災害直後40,000 cpm，1か月後13,000 cpmと定めている．

⑤γ線は，除染された者でも局所ではバックグラウンドレベルの最高2倍が検出されることがある．

注：日本では未定であるが，国際原子力機関（International Atomic Energy Agency：IAEA）はα線放出体の場合の除染開始レベルを3,000 cpmとしている．

8) 救助活動終了時の確認事項

①すべての要救助者の救出および医療機関への搬送が完了した時．

②放射性物質等による被害の拡大防止措置が完了した時．

③対応要員全員の汚染検査，放射線個人被ばく管理表の作成が完了した時．

④現場に残された放射性物質および放射能汚染物等の処理について事業者，関係者および荷主等との協議が完了した時．

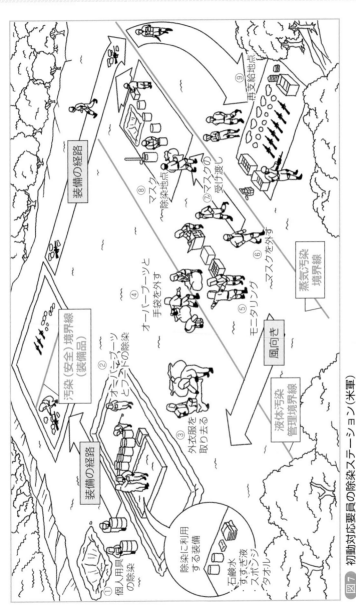

図7　初動対応要員の除染ステーション（米軍）

大規模テロ・災害時の除染ステーションであるが、対応要員の除染は液体汚染管理境界線と蒸気汚染管理境界線の2段階で実施である。

[U.S. Armed Forces Radiobiology Research Institute：Handbook of Medical Management of Radiological casualties. 2003. をもとに作成]

4

核・放射線

装備の経路

汚染（安全）境界線
（装備品）

装備の経路

① 個人用具の除染

② オーバーブーツとフードの除染

③ 外衣服を取り去る

④ オーバーブーツと手袋を外す

⑤ モニタリング

⑥ マスクを外す

⑦ マスクの受け渡し

⑧ マスク除染地点

⑨ 再支給地点

風向き

液体汚染管理境界線

蒸気汚染境界線

除染に利用する装備
・石鹸水
・すすぎ液
・スポンジ
・タオル

143

E 被ばくによる人体への影響(表8)

①全身が急性被ばくした場合，体幹の中心軸の被ばく線量が1 Gy以上に
　なると「急性放射線症候群」とよばれる一連の症状が惹起される(図8).
②症状は個人の放射線感受性，放射線の種類，吸収線量によって異なる.
③典型的には，前駆期，潜伏期，発症期，回復期の順に推移するが，線量
　が高いほど症状は重くなり，潜伏期の持続期間は短くなる.
④被ばく直後から，2～3日間を前駆期とよび，自覚症状が出現する.
⑤自覚(前駆)症状が出現した時期から,外部被ばく(照射)線量を推定しうる.
⑥前駆期には，線量に応じて吐き気，嘔吐，発熱，下痢など様々な症状が
　発現する.
⑦これらの症状は非特異的で個人差もあり，被ばく線量を推定はできる
　が，断定はできない.
⑧前駆症状が早期に出現したり頻度が高いほど，被ばく量が多く予後不良
　と推定される.
⑨前駆症状の発現時期と重症度により，被ばく線量(外部被ばく)がおおよ
　そ推測可能である.
⑩前駆症状と発現時期を確実に把握する必要がある.
⑪生存傷病者は，初動対応要員に急性の危害を及ぼすほどの放射線に汚染
　されてはいない.

1）被ばくした初動対応要員への留意点

　健康な若年成人が短時間の高線量被ばくを1回受けた時に，それらの症状
がどのレベルの線量でみられるかを，表8にまとめて示す.

ⓐ 前駆期

①被ばく後，比較的すぐに吐き気，嘔吐，倦怠が起こるのが前駆期の特徴
　である.
②これは急性放射線被ばくに対する非特異的な臨床反応である.
③外傷がないのに症状が早期にみられた場合には，大量の放射線被ばくを
　受けたと推測される.
④放射線が原因となる嘔吐は，ストレスや現実的な恐怖に対する反応から
　生じることが多い心因性嘔吐と混同されやすく注意が必要である.
⑤高線量での放射線被ばくを受けそうな状況，もしくはそのような被ばく
　が避けがたい状況では，グラニセトロン(カイトリル®)などの予防的経
　口制吐薬の使用が必要となる.

表8 急性放射線症候群と被ばく線量との関係

時期	特徴・特性	体外照射または体内吸収による全身被ばく					
		軽症～中等症線量域 (Gy)		重症～重篤線量域 (Gy)		致死的線量域 (Gy)	
		0～1	1～2	2～6	6～8	8～30	>30
初期または前駆期	吐き気、嘔吐	(−)	5～50%	50～100%	75～100%	90～100%	100%
	発現時間	(−)	3～6時間	2～4時間	1～2時間	<1時間	<1時間
	持続期間 リンパ球数	(−)	<24時間	<24時間、24時間後に<1,000	<48時間、24時間後に<500	<48時間	<48時間
	中枢神経機能	(−)	(−)	日常的な作業遂行可能、6～20時間にわたり認知障害	単純で日常的な作業遂行可能、>24時間にわたり認知障害	徐々に無能力化	
潜伏期	期間	>2週間	7～15日	0～7日	0～2日	(−)	
発症期	徴候・症状	(−)	中等度の白血球減少症	重度の白血球減少症、3 Gy被ばくで脱毛	紫斑、出血、肺炎	下痢、発熱、電解質異常	痙攣、運動失調、振戦、嗜眠
	発症時期*	(−)	>2週間	2日～2週間		2～3日間	1～48時間
	臨界期*	(−)	(−)	4～6週間		5～14日間	1～48時間
	臓器系			造血器・呼吸器（粘膜系）		消化管、粘膜系	中枢神経系
入院および死亡率・期間	入院確率 入院期間	0	<5% 45～60日間	90% 60～90日間	100% 約90日	100% 2週間	100% 2日
	死亡率	0%	0%	0～80%	90～100%	90～100%	100%
	死亡までの経過日数	(−)	(−)	3～12週間	約90日	1～2週間	1～2日

*：臨界期：症状発症までの時間。
上記表以外の前駆期の症状・徴候。

・0.6 Gy以上の被ばくで、耳下腺・顎下腺腫脹と圧痛、および被ばく後48時間以内の血清アミラーゼ値上昇がみられる。
・3.0 Gy以上で、眼瞼結膜や球結膜の発赤や充血、柔らかい皮膚の発赤が出現する。
・5～6 Gy以上で全身の浮腫も認められる。
・何ら医療措置をしない場合の被ばく後2か月以内の50%死亡率は、中心軸線量で3 Gy（空間γ線量では4 Gy）である。

[IAEA/WHO Safety Reports Series No.2：Diagnosis and Treatment of Radiation Injuries, 1998. をもとに作成]

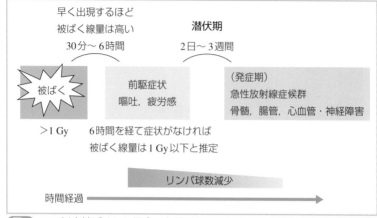

図8 1 Gy以上被ばくした場合の急性放射線症候群の出現時期

⑥薬剤を使用し吐き気や嘔吐がなくなり，短期的に十分な身体能力を維持できれば，被ばく後の外傷性障害を減らすことができる．

⑦予防的制吐薬は被ばくによる傷害を軽減することはなく，放射線防護効果ももたない．放射線被ばくの指標としての，吐き気および嘔吐の信頼性を失わせることにもなる．

ⓑ潜伏期

①前駆期から回復した後の被ばく者は，比較的症状がない状態になる．

②この期間の長さは線量によって異なり，他の疾患または傷害があるかどうかによっても変わってくる．

③造血器障害である骨髄抑制（貧血，白血球減少）が出現するまでの潜伏期が最も長く，その期間は2〜6週間と幅がある．

④消化管障害（嘔吐，腹痛，下痢）発生までの潜伏期は，やや短く数日から1週間である．

⑤最も短いのは神経血管系症候群（低血圧，頭痛，眩暈）が表れるまでの潜伏期で，数時間にすぎない．

⑥潜伏期間は極めてばらつきが大きく，放射線障害者全員を潜伏期の早期に入院させることは現実的でない．

ⓒ発症期
　①傷害を受けた主な臓器（骨髄，腸管，神経血管系）の臨床症状が現れる．
　②出血と貧血，感染に対する抵抗力低下という深刻な問題が，発生するまでの平均期間は2〜3週間である．
　③致命的になりうる骨髄抑制でさえ，被ばくから6週間後まで発生しないこともある．

2）慢性および間欠的な被ばく症候群 ･････････････････････････････
　①3年以上にわたって放射線に被ばくし，かつ骨髄に1 Gy以上の照射を受け続けると，慢性放射線症候群（chronic radiation syndrome：CRS）を発症することがある（表9）．
　②臨床症状は多岐にわたり，睡眠障害や食欲障害，全身の脱力感と易疲労性，興奮性亢進，意識喪失，記憶障害，気分の変化，眩暈，運動失調症，感覚異常，頭痛，鼻出血，悪寒，失神発作，骨痛，ほてりなどがある．
　③重症になると，貧血，消化管粘膜の萎縮性変化，脳脊髄炎，免疫抑制に起因する感染症の合併が認められる．

表9 慢性放射線症候群

全身症状	消化器症状	皮膚症状	血液検査
頭痛	食欲不振	熱傷（I度，II度，III度）	リンパ球減少
疲労	吐き気	脱毛	好中球減少
脱力感	嘔吐	潰瘍形成	血小板減少
日和見感染	下痢	紫斑	

3）血液検査所見から全身被ばく線量を推定（表10） ･･････････････････
　①一般検査では，血液のリンパ球数と好中球数の変動が早期に出現する．
　②被ばく後24〜48時間でリンパ球数は低下し，血清アミラーゼはピークに達する．
　③線量の正確な評価のためには，末梢血リンパ球の染色体異常（二動原体など）を調べる．
　④末梢血リンパ球による染色体分析は，生物学的被ばく線量評価法として広く使われている．
　⑤染色体異常分析は信頼性が高く，0.1〜9 Gyの範囲で吸収線量をよく反映する．
　⑥10〜15 mLの血液をヘパリン入り試験管に無菌的に採取，冷蔵保存し，専門施設に送付し，正確な被ばく線量を評価する．

表10 被ばく後24〜48時間におけるリンパ球数と推定被ばく線量

リンパ球数 （/mm³）	線量 （Gy）	致死率 （％）
＞3,000	0〜1.0	─
2,000〜3,000	1.0〜2.0	＜5
400〜2,000	2.0〜3.5	＜50
100〜400	3.5〜5.5	50〜99
0〜100	＞5.5	99〜100

リンパ球の絶対数が＜1,000/mm³であれば中等度，リンパ球の絶対数が＜500/mm³であれば重度の被ばくが疑われる.
被ばく線量が高い場合は好中球数が短期間に急性の上昇を示す.

4）生物学的線量測定と放射線災害管理

①放射線測定器では，実際の放射線量が正しく測定されないことがあり，事故による被ばく発生時には使えないことがある.
②医学的にどうなるかを予測するには，電離放射線の吸収線量に対する生物学的反応を評価することが重要である.
③できるだけ正確に，吸収線量ならびに被ばくした身体の範囲を明らかにしなければならない.
④医学的治療と管理に関する決定を下す際の基礎として現在用いられているのが，複数のバイオマーカーを用いた評価線量である（表11）.

表11 生物学的線量の測定評価

バイオマーカーの種類	評価項目	評価時期	推定線量域 （Gy）
前駆徴候・症状	嘔吐発生	＜12時間	2〜20
血液学的	末梢血リンパ球数減少	＜1.5週	2〜8
細胞学的	リンパ球−分裂中期像における二動原体	＜数か月*	0.2〜5
	リンパ球−未成熟染色体凝縮	＜数か月*	0.1〜20

＊：一般に，線量の細胞学的染色体異常解析を行うための血液試料は，放射線被ばくから24時間後に採取する.

F 体内(内部)汚染の除染

①放射性物質を経口や吸入により摂取したり，創傷汚染や皮膚吸収した時に内部汚染が生じる.

②体外汚染者で呼吸器の保護をしていなかった者については，必ず内部汚染についての評価を行う.

③汚染の評価と治療を，急性傷害の治療より優先することがあってはならない.

④内部汚染の治療は，吸収放射線量を減らして，将来的な生体へのリスクを低下させる.

⑤線源の吸収を減少させ排泄を促すことで，線源と組織との相互作用を抑えることを目指す.

⑥手段には消化管や気道からの除去，薬物(阻害薬，動員薬，キレート薬，イオン交換樹脂，希釈薬)がある.

⑦動員薬またはキレート薬による治療は，治療に伴うリスクが低い経口・吸入投与の場合，実効線量ないし臓器線量の預託線量が50〜100 mSvで実施する. 気管支肺胞洗浄のように高いリスクを伴う治療法の適応に関しては定説がない.

注1：動物実験データから従来考えられていた肺がんリスク，プルトニウム吸入の肺がんリスクが高くないことが判明した. このためキレート剤中心の保存的治療が優先される.

注2：動物実験からは，肺吸収線量率1 Gy/日以上で，急性肺障害のリスクがあり，気管支肺胞洗浄の適応とも考えられている.

⑧内部除染の実施には専門的知識を要するため，できるだけ早期に緊急被ばく医療機関と連携をとる.

1）内部汚染の薬物療法(表12, 13)

ⓐ阻害薬

①安定ヨウ素剤などの阻害薬は，ヨウ素131曝露後にできるだけ早期にかつ速やかに投与しなければならない.

②ヨウ素131に曝露する前に投与する場合は，経口ヨウ化カリウム(KI) 1日100 mgで十分である. 2回目の服用を考慮しなければならない状況では避難を優先させる.

表12 主要な放射性核種による内部汚染時の選択薬剤

核種	直後の処置	考慮すべき薬剤	注意
ヨウ素(β, γ) (^{131}I) Iodine	ヨウ化カリウム 投与	ヨウ化カリウム	できるだけ早くヨウ化カリウム100 mg（ヨウ素として77 mg）を飲ませる.
セシウム(β, γ) (^{134,137}Cs) Caesium	プルシアンブルー投与，洗浄，下剤	プルシアンブルー，Fe$_4$[Fe(CN)$_6$]$_3$	半減期が30年と長く，環境中に長らく留まる. 体内から約100日の半減期で排泄される.
コバルト(β, γ) (^{60}Co) Cobalt	洗浄，下剤	大量被ばくでは，ペニシラミンを考慮	コバルト塩は不溶性で飲んだ場合は消化管から吸収されないために，特に治療は要しない.
アメリシウム(α) (^{241}Am) Americium	DTPA投与	DTPA, Ca-EDTA	可及的早期にキレート化を行う. DTPAが入手困難ならばCa-EDTAを用いる.
マンガン(X, γ) (^{54}Mn) Manganese	洗浄	DTPA 特にCa-DTPA	陰イオンとして存在するMnは治療不可能である.

ⓑ動員薬

①放射性同位元素に曝露されてから，早く投与するほど効果が大きいが，即効性は期待できない.

②動員薬は放射性物質の代謝回転を促すものである.

③抗甲状腺薬のプロピルチオウラシルまたはチアマゾールは，甲状腺による放射性ヨウ素貯留を削減できる.

ⓒキレート薬

①キレート化合物は水溶性で，多くの金属を体内から尿中に排泄させる.

②エチレンジアミン四酢酸（EDTA）カルシウムは主として鉛中毒の治療に用いられるが，すでに腎疾患がある傷病者では極めて慎重に用いなければならない.

③ジエチレントリアミンペンタ酢酸（DTPA）は，重金属である多価放射性核種の多くを体内から除去するのにさらに有効である.

④DTPA金属複合体はEDTA金属複合体よりも安定性が高く，排泄される前に放射性核種を放出しにくい.

⑤EDTAを繰り返し使用すると亜鉛欠乏症を引き起こす.

表13 わが国で入手可能な内部除染の治療薬（一例）と主な対象放射性核種（RI）

種類	一般名	商品名	規格	主な対象核種（RI）
消化管からの除去薬	ヘキサシアノ鉄(II)酸鉄(III)	ラディオガルダーゼ®	500 mg/cap	^{134,137}Cs
	ポリスチレンスルホン酸ナトリウム	ケイキサレート®	散：5 g ドライシロップ	
	硫酸バリウム	バリトゲン®	―	
	水酸化アルミニウムゲル・水酸化マグネシウム配合	マーロックス®顆粒	1.2 g/包	
阻害薬	ヨウ化カリウム	ヨウ化カリウム	丸剤：50 mg/丸（ヨウ素38.5 mg/丸）ゼリー：16.3 mg/包，32.5 mg/包	^{131}I
動員薬	カルシウム	各種	―	^{90}Sr
	アルファカルシドール	ワンアルファ®	0.25・0.5・1.0 µg/錠	
	アルファカルシドール	アルファロール®	0.25・0.5・1.0・3.0 µg/cap	
	カルシトリオール	ロカルトロール®	0.25・0.5 µg/cap 注：0.5 µg/1 mL，1 µg/1 mL	
	テリパラチド	テリボン®	注：56.5 µg/1 mL	
	テリパラチド	フォルテオ®	注：600 µg/2.4 mL	
利尿薬	フロセミド	ラシックス®	10・20・40 mg/錠 注：20 mg/2 mL・100 mg/10 mL	Tまたは^{3}H
キレート薬	ペンテト酸カルシウム三ナトリウム	ジトリペンタートカル®	注：1,000 mg/5 mL	^{241}Am
	ペンテト酸亜鉛三ナトリウム	アエントリペンタート®	注：1,055 mg/5 mL	
	エデト酸カルシウムナトリウム	ブライアン®	500 mg/錠 注：1 g/5 mL	
	ジメルカプロール	BAL®	注：100 mg/1 mL	
	ペニシラミン	メタルカプターゼ®	50・100・200 mg/cap	
	デフェロキサミン	デスフェラール®	注：500 mg	
尿のアルカリ化薬	炭酸水素ナトリウム	メイロン®	7%・8.4% 20 mL・250 mL 1 g＝12 mEq	^{60}Co

BAL®：British Anti-Lewisite，注：注射．
上記は一例のため，規格など詳細は添付文書を参照されたい．

⑥ジメルカプロール（BAL®）は水銀，鉛，砒素，金，ビスマス，クロム，ニッケルと安定したキレート化合物を形成し，内部汚染の治療に考慮される．

⑦ペニシラミン（メタルカプターゼ®）は，銅，鉄，水銀，鉛，金やその他の重金属もキレート化する．

ⓓイオン交換樹脂

①経口摂取もしくは吸入された放射性核種の消化管への取り込みを制限する．

②ヘキサシアノ鉄（Ⅱ）酸鉄（Ⅲ）〔ラディオガルダーゼ®（俗称：プルシアンブルー）〕およびアルギン酸塩は，セシウム134, 137の糞便内排泄を加速化する．

ⓔ希釈薬

①希釈薬および阻害薬を投与すると，放射性核種の消失速度が増す．

②トリチウム（^{3}H）による内部汚染では水が希釈物質になる（水中毒にならないように注意する）．

2) 甲状腺・消化管の内部汚染（ヨウ素131とセシウム134, 137）

①過去の原発事故で最も問題となった放射性核種は，ヨウ素131とセシウム134，セシウム137である．

②チェルノブイリ原発事故では，大気に放出されたヨウ素131とセシウム134，セシウム137が内部汚染の90％を占めた．

③安定ヨウ素剤による予防は，大規模な核・放射線災害でヨウ素131汚染から住民を護る数少ない手段である．

④安定ヨウ素剤は備蓄しても，配布基準や配布要領を計画・準備していないと役に立たない．

注：原子力規制委員会の指針による安定ヨウ素剤の配布基準．
・原子力発電所からおおむね半径5 km圏：平時には事前配布，緊急時には原子力災害対策本部や自治体の指示に従い，事前に配布された安定ヨウ素剤を服用．
・おおむね半径5 kmから30 km圏：平時は備蓄，緊急時には避難経路上で安定ヨウ素剤を受け取り服用．

3) 甲状腺への取り込み防止（安定ヨウ素剤）

①ヨウ素131（半減期8日）による内部汚染では，安定ヨウ素剤を内服する．

②あらかじめ安定ヨウ素剤を摂っていれば，ヨウ素131の甲状腺に取り込みが抑制される．

③40歳以下では，ヨウ素131の甲状腺取り込みにより甲状腺がんのリスク

が高まる.

④放射線の甲状腺に対する発がん性は成人では低いが, 小児では高い. 小児では少量の被ばくでも, 安定ヨウ素剤の摂取が必要となる.

⑤ヨウ素131の約10〜30%(新生児では70%ともいわれている)は, 曝露後24時間で甲状腺に取り込まれる.

⑥甲状腺へのヨウ素131の取り込み抑制には, 早期の安定ヨウ素剤の摂取が必要である.

⑦安定ヨウ素剤を服用した場合, その効果は1日間は持続するので, 原子力事故からの避難の場合は1回の服用で充分である.

⑧事故2日目以降に安定ヨウ素剤の投与を考慮する場合は, 原子力規制委員会の指示に従い, 24時間の間隔を空けて服用する.

⑨安定ヨウ素剤には, 丸剤, ゼリー剤の2種類の内服薬がある.

⑩丸剤は1丸がヨウ化カリウム50 mg(ヨウ素量として38 mg)に相当する. ゼリー剤には, ヨウ化カリウム16.3 mgが内包されている(表14).

⑪慎重投与者には, ヨード造影剤過敏症の既往歴, 甲状腺機能亢進/低下症, 腎機能障害, 先天性筋強直症, 高カリウム血症, 低補体血症性蕁麻疹様血管炎の既往歴, ジューリング疱疹状皮膚炎の既往歴, 肺結核である.

4) 消化管からの除去(主にセシウム)

①食物の胃内残留時間は平均1時間前後とされ, 放射性物質を経口摂取した場合はただちに胃洗浄にて胃を空にするように努める.

②胃洗浄は, 放射性物質を多量摂取し, かつ胃に残っている場合しか効果を期待できない.

③瀉下薬, 緩下薬, 浣腸薬を使うと放射性物質の大腸での滞留時間を短くできる.

④セシウム137の汚染では, イオン交換剤のヘキサシアノ鉄(Ⅱ)酸鉄(Ⅲ)(俗称:プルシアンブルー)やアルギン酸塩は糞便内排泄を加速化する.

表14 ヨウ素予防におけるヨウ化カリウムの1回投与量

	ヨウ素量(mg)	ヨウ化カリウム量(mg)	薬剤
新生児	12.5	16.3	1包(16.3 mgゼリー剤)
生後1か月以上3歳未満	25	32.5	1包(32.5 mgゼリー剤)
3歳以上13歳未満	38	50	1丸(50 mg丸剤)
13歳以上40歳未満	76	100	2丸(50 mg丸剤)

40歳以上では原則不要である.

被ばく後，時間が経ってからの投与でも有効である.

⑤ヘキサシアノ鉄（Ⅱ）酸鉄（Ⅲ）（ラディオガルダーゼ®）1日10ｇを経口（1回6カプセル，1日3回内服），または高カリウム血症治療薬（ポリスチレンスルホン酸ナトリウム）1日30ｇを経口投与する.

⑥ストロンチウムによる消化管汚染では，硫酸バリウム（造影剤）を経口投与するが，制酸薬（乾燥水酸化アルミニウムゲル・水酸化マグネシウム合剤）の経口投与も効果がある.

Ｇ 医療機関での被ばく医療

①救急医療のトリアージに準じて，被ばくした傷病者のトリアージを行う.

②複数領域の専門家（放射線科医，救急医，内科医，皮膚科医など）チームを編成し，診療放射線技師の協力も不可欠である.

③各種の方法による線量評価，臨床症状，検査結果等に基づいて医療介入を行う.

④医療処置に伴って発生する汚染したガーゼ等も，二次的な体表面汚染や外部・内部汚染の原因となる可能性がある.

⑤汚染医療廃棄物をビニール袋等に入れて管理すれば，他者への二次的な被ばくも防ぐことができる.

⑥過去の事例からは，汚染した傷病者の診療において医療関係者が二次的被ばくや汚染によって実質的な身体的影響を受けたことはない.

⑦生存傷病者は，医療従事者に脅威をもたらすほど汚染されていない.

注：爆傷患者が病院へ搬送され，治療後に核・放射線テロと判明することが想定されている．この場合，イスラエルでは治療を優先し，核・放射線テロが疑われた時点で医療従事者の個人防護を行うのみにしている．汚染拡大防止措置よりも外傷救命が優先されている.

1）診断のポイント

①急性放射線症候群（144ページ）は，大量の被ばくまたは大規模テロ・災害発生後に予想可能なパターンをとる.

②1〜2Gy以上の全身被ばくでは潜伏期間をおいて急性放射線症候群を生じる.

③3〜5Gy以上の被ばくでは死亡する確率が高くなる（骨髄障害，腸管障害など）.

④前駆症状の出現時期が早いほど，推定される被ばく線量は高くなる.

⑤被ばく後，著明な造血器障害は9〜21日の潜伏期を経て生じる.

⑥汚染源の長期曝露では，具体的に示す症状や徴候（147ページ）を長期に調べることで発見することができる.

⑦吐き気・嘔吐が2〜3週間続いている時，注意すべき具体的な症状（慢性被ばく症候群）は以下の通りである．
・熱曝露がないのに皮膚に熱傷が認められる．
・免疫機能不全で二次感染を生じる．
・出血傾向（鼻出血，歯肉出血，点状出血）がある．
・骨髄抑制（好中球減少症，リンパ球減少症，血小板減少症）を認める．
・脱毛（抜け毛）がある．

2）治療に関する考慮点 ･･･
①急性放射線症候群は有効な治療手段が乏しく，治療は支持療法が主体となる．
②外傷があれば治療し，体外汚染があれば除染する．
③ヨウ素131が存在する場合には，最初の24時間以内に限って安定ヨウ素剤の予防的使用を検討する（それ以降は概して無効）．

3）医療機関での除染（創傷の除染） ･････････････････････････････････
①核/放射線テロ・事故後に医療機関に来る傷病者は，汚染されていないとの証明がない限り，全員が汚染されているとみなす．
②放射性物質で汚染された傷病者の初期管理では，除染よりも救命処置を優先する．
③外科処置や血管確保の際は，あらかじめ当該部位をサーベイしておく．
④汚染部位の処置については，1か所終わるごとに器具を取り替える．
⑤手袋を頻回にサーベイし，汚染があれば交換する．
⑥被ばく時に創傷のある傷病者では除染を行っている間に，包帯を外して創傷を洗い流す．再び出血する場合に限って再度包帯をする．

4）核/放射線テロ・災害傷病者処置時の医療従事者の装備 ････････････････
①外科手術装具一式
手術着，ガウン，ビニールエプロン，帽子，マスク，手袋，靴下．
②その他の装具
眼鏡，靴，防水性靴カバー，（必要により）呼吸防護具（厚生労働省による防じんマスク規格DS3もしくはRS3など）．
③医療従事者の個人被曝線量の評価のための器材
ポケット線量計，アラーム線量計．

5）医療機関での除染室の望ましい条件（図9）•••••••••••••••••••••••••••••••
　①汚染傷病者の流れは，汚染度の高い方から低い方に向かう一方通行とする．
　②2か所以上の出入り口が必要となる．
　③処置・除染室には汚染傷病者用のシャワーが必要である．
　④医療従事者専用の出入り口があることが好ましい．
　⑤洗浄に用いた汚染水を保持できるタンクの使用が好ましい．
　⑥閉鎖式の空調システムをもつことが好ましい．
　⑦予備除染室，医療従事者用のシャワー・着替え室があることが好ましい．

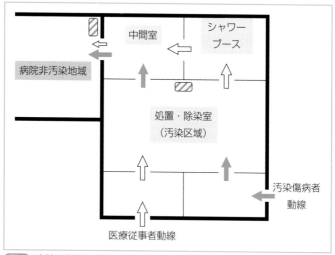

図9 病院の処置・除染室の例
▨：汚染モニター（中間室にも汚染モニターの設置が望ましい）．

● memo ●

付録A 内部汚染物質の放射性核種

元素	呼吸器系の吸収・沈着	消化管の吸収・沈着	皮膚創傷の吸収	主要毒性	治療
^{241}Am（アメリシウム）	75％吸収，10％貯留	最小限，通常は不溶性	最初の数日は急速	骨沈着，骨髄抑制，肝臓沈着	DTPAまたはCa-EDTAによるキレート化
$^{137,134}Cs$（セシウム）	完全に吸収，カリウムに類似	完全に吸収，カリウムに類似	完全に吸収，カリウムに類似	腎排泄，β線・γ線放出	イオン交換樹脂，プルシアンブルー
^{60}Co（コバルト）	高い吸収度，貯留は限られる	吸収度＜5％	不明	γ線放出	胃洗浄，重症例ではペニシラミン
^{131}I（ヨウ素）	高い吸収度，貯留は限られる	高い吸収度，貯留は限られる	高い吸収度	甲状腺破壊，甲状腺がん	放射性ヨウ素内用療法
^{32}P（リン）	高い吸収度，貯留は限られる	高い吸収度，貯留は限られる	高い吸収度	骨，急速な細胞複製	洗浄，水酸化アルミニウム，リン酸塩
$^{238-239}Pu$（プルトニウム）金属または塩	高い吸収度，貯留は限られる	最小限，通常は不溶性	吸収は限られる，結節を形成することあり	肺，骨，肝臓	DTPAまたはEDTAによるキレート化
$^{238-239}Pu$（プルトニウム），高度燃焼酸化物	吸収は限られる，高度貯留	最小限，通常は不溶性	吸収は限られる，結節を形成することあり	肺貯留による局所作用	DTPAまたはEDTAによるキレート化肺洗浄
^{210}Po（ポロニウム）	中等度吸収，中等度貯留	最小限	中等度吸収	脾臓，腎臓	洗浄，ジメルカプロール
^{226}Ra（ラジウム）	不明	30％吸収，ただし95％糞便内排泄	不明	骨沈着，骨髄抑制，肉腫	MgSO₄洗浄，塩化アンモニウム，カルシウム，アルギン酸塩
^{90}Sr（ストロンチウム）	貯留は限られる	中等度吸収	不明	骨－カルシウムに類似	ストロンチウム，カルシウム，塩化アンモニウム
トリチウム・水素-3（Tまたは ^3H），トリチウム水（HTO）	T－最小限，HTO－完全に吸収	T－最小限，HTO－完全に吸収	HTO－完全に吸収	汎骨髄球減少症	水分摂取を管理しながら希釈，利尿
$^{238-235}U$（ウラン），フッ化物，UO₃，硫酸塩，炭酸塩	高度吸収，高度貯留	高度吸収	高度吸収，皮膚刺激	腎臓，尿中排泄	DTPAまたはEDTAによるキレート化，NaHCO₃
$^{238-235}U$，一部の酸化物，硝酸塩	中等度吸収，高度貯留	中等度吸収	不明	腎毒性，尿中排泄	DTPAまたはEDTAによるキレート化，NaHCO₃
$^{238-235}U$，高度酸化物，水素化物，炭化物，サルベージ灰	中等度吸収，貯留は粒子径による	最小限の吸収，高度排泄	不明	腎毒性，尿中排泄	DTPAまたはEDTAによるキレート化，NaHCO₃
^{228}U，劣化ウラン金属	貯留は粒子径による	最小限の吸収，高度排泄	偽嚢胞を形成し尿中排泄，吸収は限られる	腎毒性，骨・腎臓・脳に沈着	可能であれば粒子を除去

4

核・放射線

157

付録B 放射性同位元素運搬車両の事故時の被ばく・汚染管理のフローチャート

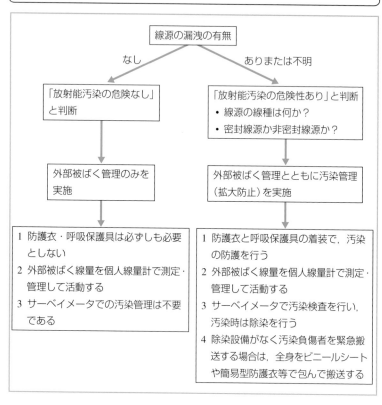

線源の漏洩の有無

なし / ありまたは不明

なし
「放射能汚染の危険なし」と判断

↓

外部被ばく管理のみを実施

↓

1 防護衣・呼吸保護具は必ずしも必要としない
2 外部被ばく線量を個人線量計で測定・管理して活動する
3 サーベイメータでの汚染管理は不要である

ありまたは不明
「放射能汚染の危険性あり」と判断
• 線源の線種は何か？
• 密封線源か非密封線源か？

↓

外部被ばく管理とともに汚染管理（拡大防止）を実施

↓

1 防護衣と呼吸保護具の着装で，汚染の防護を行う
2 外部被ばく線量を個人線量計で測定・管理して活動する
3 サーベイメータで汚染検査を行い，汚染時は除染を行う
4 除染設備がなく汚染負傷者を緊急搬送する場合は，全身をビニールシートや簡易型防護衣等で包んで搬送する

付録C 放射線被ばく傷病者の医学的アッセイ

検査項目・実施場所	除染所	医学的治療部門	病院	緊急被ばく医療機関
汚染物質吸入の有無に関する鼻腔スメア標本	+	+	+	
体外汚染	+	+	+	
体内汚染検査用尿・糞便試料		ベースライン試料	24時間後試料	+
CBC[*1]/血小板		6〜12時間ごと	12時間ごと×3日間	毎日1回×1週間
HLA[*2]サブタイピング		試料採取	リンパ球数減少前に試料採取	リンパ球数減少前に試料採取
サイトメガロウイルス			+	+
ヘモグロビン凝集素			+	+
ヒトシンシチウム細胞ウイルス抗体				+
HIV[*3]			+	+
HSV[*4]				+
リンパ球細胞遺伝学		細胞遺伝学検査用に試料採取	リンパ球数減少前に試料採取	+

*1：全血算(complete blood count).
*2：ヒト白血球抗原(human leukocyte antigen).
*3：ヒト免疫不全ウイルス(human immunodeficiency virus).
*4：単純ヘルペスウイルス(herpes simplex virus).

4

核・放射線

付録**D** 核災害の医学的留意点①

　核の爆風および熱の生物学的作用は，発生した爆発力によって生じる．物理的に最も破壊的な力は，衝撃波（圧力と風），熱パルス，二次火災である．心理的作用としては，強い急性および慢性のストレス障害がある．フォールアウトおよび放射性物質散布装置の急性作用は限られているかもしれないが，重大な長期的作用をもたらすことがありうる．

1) 創傷と放射線 ・・
　①すぐに創傷汚染の危険があるのは，高エネルギーのα線やβ線放出体の場合である．
　②創傷部に付着したα線およびβ線放出体は広範な局所損傷の原因になり，また循環血液中に吸収されて内部汚染として全身に分布することがある．
　③ビニール手袋で覆った線量測定器のプローブを，創傷の表面に可能な限り触れないように創傷部深く入れ測定する．
　④創傷部汚染は粒子状放射性物質によるので，この放射性物質は可能な限り取り除く．
　⑤開放したままの創傷は，放射線傷害を受けた傷病者では致命的な感染源の侵入口となる．
　⑥創傷部は，放射線傷害を受けて数時間以内に著しく障害される．
　⑦十分な除染ができた後でも，創傷部を生理食塩水で徹底的に洗浄する．
　⑧外科的に妥当な理由があれば，創傷部を切除する．放射能汚染物は創傷部表面にあるので，組織とともに除去する．
　⑨創傷部は可能な限りすぐにも閉じるべきであるが，十分なデブリードマンが必要な場合もある．
　⑩放射線複合傷害の傷病者は，生存させるために積極的な治療を行う．
　⑪下肢を切断するかどうかの決断は，30 Gy 以上の放射線被ばくを受けて 36～48 時間以内に実施しなければならない．
　⑫四肢切断術や広範切除術などの侵襲的な手術を，「放射能汚染を排除する」目的で行うべきではない．切除によって生涯にわたる放射線被ばくのリスク低減よりも，切除で生じる外科的損傷のほうがはるかに大きい．

2) 熱傷害（主に核爆発に起因） ・・・
　①核爆発による熱放射は，被ばく表面からの熱エネルギーの直接吸収（閃光熱傷*）と，火災の間接的作用（火炎熱傷）の 2 種類の形で熱傷を引き起こす．
　②熱パルスは直接赤外線なので，熱傷のパターンはどのような場所にいたか，またどのような衣服を着ていたかで決まる．
　③被ばくした皮膚は赤外線を吸収し，爆発方向に向いていた側が熱傷を起こす．明るい色は赤外線を反射するのに対して，衣服の黒っぽい部分は赤外線を吸収してより重度な熱傷を引き起こす．
　④爆発の直接光からさえぎられていた皮膚は保護され，熱傷を引き起こさない．

⑤人間と爆発の火球の間に物体があれば防御物になるが，火球の近くでは熱出力が大きいので，あらゆる物が燃えて灰になる．このような場所では，明らかに即死率100%である．

⑥全体的致死率が100%になる距離や範囲は，実際には爆発効力，爆発の位置，天候，環境によって異なってくる．

⑦衣服は熱傷から皮膚を保護するが，完全な防護はできない．

⑧核／放射線テロ・災害が想定される場合，ゆったりとした明るい色の衣服だと，伝導熱や吸収エネルギーが小さくなり，閃光熱傷からより保護できる．

⑨合成繊維が溶け皮膚熱傷を生じるので，皮膚に直接触れる衣服は天然繊維にするべきである．

⑩火事爆風と二次火災は典型的な火炎熱傷を引き起こし，閉鎖空間の火災関連傷害がさらに重なる．

⑪燃えたプラスチックなどの素材による有毒ガス傷害，過熱空気の吸入熱傷，破裂したパイプからの蒸気熱傷，その他のあらゆる大火事型の大きな傷害を受けた傷病者が発生する．

⑫熱傷は均一ではなく，曝露された表面に限られるわけでもない．

⑬呼吸器系の熱傷は重篤な傷病を伴い，死亡率が高い．気道熱傷が疑われる場合には，早期に気管内挿管を行うのが望ましい．

＊：体表面を通して赤外線のエネルギーを身体が直接吸収する．

付録E 核災害の医学的留意点②

1）熱傷と放射線

①熱傷が放射性物質で汚染されている傷病者では，熱傷皮膚を介しての吸収を最小限にするために，速やかに除染をするべきである．

②ほとんどの放射性物質は，熱傷痂皮が脱落するまでその中に留まっている．

③表層熱傷は，刺激の少ない溶液（生理食塩水など）で洗浄・清潔にして，熱傷皮膚の刺激を最小限にする．

④熱傷の水疱は閉じたままにしておく．開放水疱は洗浄し，適切な熱傷治療を実施する．

⑤深層熱傷では，熱傷組織には血液が循環しないので，放射性物質は壊死組織内に留まる．

⑥熱傷の死亡率は，放射線被ばくによって著しく上昇する．

⑦1.5 Gyという低い線量の被ばくでも，50%熱傷の場合の死亡率が90%強に高まる．

⑧積極的な骨髄救済療法により，高い死亡率を下げることがある．

⑨熱傷の傷病者では，感染症が主たる死因である．

⑩外科医は早期に，個々の症例別に適切な創傷管理を決定しなければならない．

⑪深層熱傷は細菌の増殖場になるので，熱傷を摘除してただちに閉鎖するのが適当

な場合がある.

⑫放射線傷害の傷病者での,皮膚移植術の有効性は不明である.

⑬白血球減少患者での局所抗菌薬の使用は,放射線により免疫不全になっている傷病者では無効のことがある.

⑭破傷風の感染防御では破傷風トキソイドを受けていても,抗破傷風ヒト免疫グロブリン注射を考慮すべきである.

2）眼傷害

①強い可視光および爆発の赤外線放射に突然被ばくすると,眼,特に脈絡網膜部に傷害を生じる.

②双眼鏡などの光学機器を使用していると,より損傷を受けやすくなる.

③赤外線エネルギーだけでなく,400〜500 nm の範囲の可視光で網膜内に生じる光化学反応も眼傷害の原因になる.

④閃光を直接見ていた場合には網膜熱傷を起こす.

⑤暗視装置（NVA）は,赤外線波長および可視光の波長は増幅しないので,網膜傷害を引き起こすことはない.

⑥強力な光エネルギーの輝く閃光,たとえば爆発の火球を視野周辺部で見ると閃光盲になる.

⑦閃光盲は,網膜受容体から光色素が欠損して生じた一過性の状態である.閃光盲は,日中に被ばくした場合であれば数秒間続き,その後に暗い残像が数分間続く.夜間であれば,長いと 30 分間にわたって閃光盲が続くこともある.

付録**F** 放射性物質の汚染を受けた初動対応要員への除染手順

軍組織での除染基本要領であるが,他機関での化学剤・生物剤除染にも適応される.

手順1

放射性物質であれば,石鹸と水が適切な除染溶液である.

①汚染を受けた初動対応要員（傷病者）を注意深くモニターして,放射線汚染があるかどうかを判定する.

  a　身体図で汚染されている区域に印を付ける.

  b　プラスチックで覆った放射能測定装置のプローブを,身体から 10 cm 以上離れないようにしながら全身の上でゆっくりと動かしスキャンする.放射線測定装置を傷病者に触れさせてはならない.

②防護マスクと顔面を除染する.

  a　石鹸と水を使用する.

  b　両側の入口バルブをガーゼまたは手で覆う.

  c　マスクの外側を拭く.

  d　入口バルブを覆っていたガーゼまたは手を外す.

e　傷病者の顔の被ばくした部分を顎，頸，耳の後ろの順に拭く．

f　マスクを顔面から汚染拡大防止に留意しながら外す．

③個人識別表（またはトリアージタッグ）および個人線量計を外す．

a　個人識別表を結んでいるワイヤーを切り，ビニール袋に入れる．

b　個人識別表をビニール袋に入れる．

c　ビニール袋を密封し，水で洗う．

d　ビニール袋をマスクの頭部ストラップの下にはさむ．

e　線量計を湿った布で拭き，別のビニール袋に入れる．

f　除染が完了したら改めて線量計を傷病者に付ける．

④傷病者の外衣服から汚染をすべて取り除き，指定された容器に入れる．この容器は頻繁に取り替えて，汚染物が入った物は安全な場所に持って行き，ウォームゾーンの全体的な線量率を下げるようにする．

a　明らかな汚染部位すべてを石鹸と水で拭く．

b　マスクを石鹸と水で拭く．

手順2 ••••••••••••••••••••••••••••

⑤外衣服を切って取り除く．止血帯，包帯，副木の周りの衣服を2人で切る．新たに切り始めるたびに，はさみを洗浄して内側の衣服を汚染しないようにする．

a　外衣服（ズボンの外側衣）のジャケットを切る．

　1）防護衣のジッパーを開ける．

　2）袖を手首のところから上方に切り，肘の内側を通って頸のところまで切る．

　3）胸の部分を内側が外になるよう丸める．

　4）衣服を腕と胸の間に押し込む．

　5）ジャケットの反対側についても同じことを行う．

b　外衣服のズボンを切る．

　1）左脚のズボンを縫い目に沿って足首から腰まで切っていく．

　2）右脚のズボンは足首からジッパーのすぐ下まで切り，それから横に最初の切り口に向かって切る．

　3）傷病者が汚染しないようにズボンの半分を担架に落とす．

　4）半分ずつになったズボンを身体の側面に押し込み，外側を下に丸めて両脚の間に入れる．

⑥外側の手袋を外す．これは2人が傷病者の両側について同時に行う（内側の手袋があれば外さない）．

a　手袋をつかんで傷病者の腕を持ち上げる．

b　手袋を傷病者から離して担架の端の上で保持する．

c　手袋の指をつかむ．

d　手首から指へ，手袋の内側が外に向くように丸める．

e　手袋を外したならば，注意深く腕を下ろして胸の上で交差させる．腕が外被の外側（迷彩側）に触れないように注意する．

f 汚染された手袋をビニール袋に入れ，汚染物として処分する.

g 担当者自身の手袋をすすぐ.

⑦**オーバーブーツを脱がせる.**

a 紐を切る.

b 紐通し穴の付いている部分を外側に折る.

c 片手で踵をつかむ.

d もう一方の手でオーバーブーツを踵のほうに引っ張る.

e 脱げるまで引っ張る.

f オーバーブーツを汚染物袋に入れる.

⑧**ポケットから個人携行物を取り出す.**

a ビニール袋に入れる.

b 袋に封をする.

c 袋を汚染物保管区域に移す.

⑨**身体に触れないように靴を脱がす.**

a 靴の紐を舌革に沿って切る.

b 靴を下方に，脱げるまで引っ張る.

c 靴を汚染物入れに入れる.

⑩**内側の服を取り除く.**

a ベルトのバックルを外す.

b ズボンを，外衣服のズボンと同じ要領で切る.

c ジャケットを，外衣服のジャケットと同じ要領で切る.

⑪**下着をズボンやジャケットと同じ要領で取り除く．ブラジャーを着けている場合は2つのカップの間で切る．肩ストラップはカップについているところで切り，肩の後ろに外す.**

手順3 ··

⑫**衣服をすべて切ったならば，傷病者を除染用担架もしくはビニール袋で覆った布担架に移す.**

a 傷病者を注意深く観察し，特に顔面，手，足，また外側の衣服が裂けていたと思われる場所に注意を払う.

b バディー方式による5人のチームで活動し，全員が石鹸と水で除染した手袋を着用する．1人目は両手を傷病者の下腿および大腿の下に入れ，2人目は両腕を傷病者の背中と尻の下に入れ，3人目は両腕を傷病者の肩の下に入れて頭と頸を支える．この3人で，腰を痛めないように膝を使って傷病者を注意深く持ち上げる．傷病者が持ち上げられている間に，もう1人が担架を担架台から外し，残った1人が除染用の（きれいな）担架に取り替える．きれいな担架の上に傷病者を注意しながら下ろす.

c 2人の除染要員が担架を皮膚除染所に運ぶ.

d 汚染された衣服および外衣服を袋に入れ，除染ごみ捨て場に移動させる.

e　汚れた担架は水で洗い，担架置き場に置く．

　f　除染済み担架は救急車で作戦部隊に戻す．

⑬傷病者，傷病者の創傷，および担架を除染する．

　a　皮膚をこすったり紅斑を生じさせないように注意する．石鹸と水を使って，汚染されている可能性がある場所を重点的に除染する．たとえば，頸，手首，顔の下半分，防護衣が裂けたり穴があいていた部分の下の皮膚である．

　b　包帯や止血帯を交換する．

　　1）皮膚表面（体腔，眼，神経組織以外）の創傷を洗浄液または清浄液で洗い流し，必要に応じて新しい包帯を当てる．大きな傷はビニールまたはビニール袋で覆う．

　　2）新しい止血帯を，元の止血帯の 1.25 〜 2.5 cm 傷口より近位に巻いてから，古い止血帯を外す．

　　3）副木は外さずに表面を除染する．洗浄液をしみこませることのできない副木（エアスプリントや布スプリント）は，その下の部分を十分に洗浄できるよう外す．

⑭サーベイメータ，化学剤測定器や検知紙を使って，最後の汚染モニタリングを行う．化学剤汚染がなければ，サーベイメータを使った放射線モニタリングだけでよい．

⑮放射性物質にも化学剤にも汚染されていないことが確認されたならば，傷病者を汚染（安全）境界線上のシャッフルピット（**141** ページ）を通過させ治療区域に移す．シャッフルピットは，**2** 層の **supertropical bleach**（**STB**）と **3** 層の土砂からなる．シャフルピットは防護オーバーブーツの底を覆うに十分な深さがなければならない．

　a　除染用担架の数が限られている場合には，傷病者を新しいきれいな布担架に移す．先述のバディー方式に基づく 5 人のチームが，それぞれ石鹸と水で除染した手袋をはめ，傷病者を移す．

　b　傷病者と担架をホットラインの上に置く．

〔U.S. Armed Forces Radiobiology Research Institute；Handbook of Medical Management of Radiological casualties. 2003. をもとに作成〕

4

核・放射線

付録G 放射能汚染者のチェックリスト(例)

受診日時(＿＿年＿＿月＿＿日)
所属＿＿＿＿＿氏名＿＿＿＿＿＿性別＿＿生年月日(＿＿年＿＿月＿＿日)

体表面の汚染度 （サーベイメータの測定値を人型に記録する)

到着時	除染治療室入室時	除染後
汚染(有，無)	汚染度を詳しくチェック	汚染(有，無)

被ばく汚染状況評価

時間的地理的状況　被ばく汚染場所＿＿＿＿＿＿＿＿　被ばく汚染場所の略図
　　　　　　　　　被ばく汚染日時＿＿＿＿＿＿＿＿
　　　　　　　　　被ばく汚染内容＿＿＿＿＿＿＿＿

外部被ばくの可能性　（有，無)
外部汚染の可能性　　（有，無)
内部汚染(被ばく)
　　吸入の可能性　　（有，無)
　　鼻腔スメアの測定値＿＿＿＿＿cpm
　　（陽性の場合，鼻腔スメアの
　　サンプルを保存する)
　　サーベイメータの形式＿＿＿＿＿
　　摂取の可能性　　（有，無)
　　創部汚染　　　　（有，無)

自覚症状　　　　被ばく〜出現　　　　　　　　被ばく〜出現
吐き気　（有，無)＿＿＿＿時間　　脱力　（有，無)＿＿＿＿時間
嘔吐　　（有，無)＿＿＿＿時間　　発熱　（有，無)＿＿＿＿時間

(つづく)

疲労感　（有，無）＿＿＿＿＿時間　　頭痛　　（有，無）＿＿＿＿＿時間
下痢　　（有，無）＿＿＿＿＿時間　　他の症状（　　　　　　）＿＿＿＿＿時間

他覚所見

身長＿＿＿＿cm, 体重＿＿＿＿kg, 呼吸数＿＿＿＿/分, 体温＿＿＿＿℃, 脈拍＿＿＿＿/分
血圧＿＿＿／＿＿＿mmHg, 酸素飽和度＿＿＿＿＿%, 意識レベル＿＿＿＿＿＿＿
唾液腺腫脹(有，無)(＿＿＿＿＿＿＿腺)
貧血(有，無), 黄疸(有，無), 浮腫(有，無), 皮膚紅斑(有，無)
リンパ節所見：＿＿＿＿＿＿＿＿＿＿＿＿＿＿＿＿＿＿＿＿＿＿＿＿＿＿＿
胸部所見：＿＿＿＿＿＿＿＿＿＿＿＿＿＿＿＿＿＿＿＿＿＿＿＿＿＿＿＿＿
腹部所見：＿＿＿＿＿＿＿＿＿＿＿＿＿＿＿＿＿＿＿＿＿＿＿＿＿＿＿＿＿
神経所見：＿＿＿＿＿＿＿＿＿＿＿＿＿＿＿＿＿＿＿＿＿＿＿＿＿＿＿＿＿

チェックリスト

検査

- □　血算，血液像，リンパ球数＿＿＿＿＿＿
- □　生化学検査(アミラーゼ＿＿＿＿＿＿，CRP＿＿＿＿＿＿＿)
- □　血清を凍結保存するよう指示
- □　染色体分析用採血(10 mLヘパリン入り試験管)
- □　尿検査(一般，尿アミラーゼ)
- □　尿を凍結保存するよう指示
- □　胸部X線検査
- □　心電図検査

被ばく線量の評価(推定)

- □　現時点で推定される被ばく線量は1 Gy以上か？　　(はい，いいえ)
- □　現時点で推定される内部被ばくは2.5 ALI以上か？　(はい，いいえ)

処置

- □　胃内容物，尿，便の保存　(済，未実施)
- □　消化管対策の必要性は？　(推定)　(有，無)
- □　キレート薬の必要性は？　(推定)　(有，無)
- □　支持的治療の必要性は？　(推定)　(有，無)

記載者　＿＿＿＿＿＿＿＿＿＿＿＿＿

（作田英成，箱崎幸也，中村勝美）

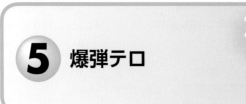
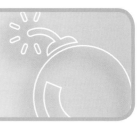

5 爆弾テロ

Ａ 爆弾テロの特性

①爆弾テロは，テロ攻撃のなかでも最も蓋然性が高く，テロ攻撃の約70%を占めている．銃器によるテロは約25%である．

②比較的容易に準備可能であり，今後もテロ組織が最も利用する手段である．

③爆弾の種類は多種多様で，小包に仕掛けられたり，自動車に大量積載して突入するなど多様な攻撃手段がある．

④巧妙な仕掛けや二次被害を狙った時間差爆発があり，注意を要する．

⑤爆発により生じる爆風圧，熱，破片，有害物質から，多様な傷病者が発生する．

⑥物理的被害が主だが，化学剤による薬剤被害，放射性物質による放射線被害などの複数の危険が混在する可能性がある．

1) 爆発および影響因子

①爆発は，特殊な燃料が非常に急速（爆発的）に燃焼することで起こる．

②爆発周囲の空気を圧縮し衝撃波を形成し，あらゆる方向に音速を超えて伝播・移動する．

③爆発（衝撃波）の速度は，大きい爆発では6,000 m/秒，小さい爆発でも270 m/秒に達する．

④負傷状況は，場所（屋外，屋内，車両，水中など），爆発の種類，人口密集度や爆破場所からの距離などに大きく影響される．

⑤屋内，車内等の閉鎖空間における爆発では，衝撃波が反射され被害者はより重症化する．

⑥水中での爆発ではより影響が強く，死亡に至る距離は空中の約3倍になる．

⑦通常の爆発物（トリニトロトルエン〈TNT〉，ニトログリセリン，ダイナマイト），燃料気化爆弾（都市ガス類似）と比較すると，C4爆弾*（プラスチック爆弾）が最大の威力がある．

⑧近年過酸化アセトン（TATP）が特に警戒されている．有機過酸化物の一

種で，非常に危険な爆発物（高機能爆弾）である．市販の漂白剤・洗剤・溶媒などを反応させ，容易に合成できる．

＊：シクロナイト（白色結晶）にモーター油などを混ぜてパテ状にした爆薬．

2) 徴候・検知

①警察などが爆弾装置の存在を知り捜索しても，その発見率は20%である．
②最初の段階で，爆弾による爆発と確認するのが困難なこともある．
③大規模な爆発と衝撃（白煙を伴う）があれば，爆弾と確信できる．
④吹き飛んだ窓，広範囲に飛び散った破片が認められる．
⑤破片による外傷，鼓膜損傷など，傷病者に特徴的な徴候や症状がみられる．
⑥初動対応要員は，自家製爆弾(HME)や即席爆発装置(IED)に遭遇したら「RAIN：Recognize（認識），Avoid（回避），Identify（識別），Notify（通知）」で対応する．

＜初動対応要員の爆弾テロへの安全ルール＞

・最優先事項は人命の安全（対応要員と保護対象者の両方）．
・生存するための最善策は，①処理時間は短く，②距離は長く（避難距離は長く），③遮蔽物は多く．
・爆弾が視界にあるなら，爆弾からも見えている（つまり，爆発したら死にかねない）．
・触らない，避ける，人々を遠ざける．
・予備の装置があると，常に予想する．
・自爆テロリストが負傷/死亡しているように見えても絶対に近づかない．
・ダーティ爆弾：α線は皮膚で阻止できるが，β線は皮膚透過，γ線は深部組織まで透過するため注意する．

---

3) 情報収集のポイント

①被弾患者の傷害を類推するうえで，症状や徴候の情報は非常に重要である．
②初動対応要員や医療関係者は，現場で以下の項目の情報収集に努める．
・どのような爆弾だったか．また，爆発の規模はどの程度か．
・被害者と爆発地点の位置関係はどうだったか．
・爆発は室内や車内といった閉鎖空間だったのか．
・被害者の爆発後の行動はどのようなものか．
・気道熱傷を起こすような火炎や蒸気が発生したか．
・放射性物質などが混在していないか．

4) 自己防御のポイント＜爆発音や閃光を感じた時の対応＞ ....

①自己防御には，距離と遮蔽が最も重要である．
　　→　逃げる，隠れる（通報する）．
②爆風時の体位が重要で，爆風に対して垂直正面で被害が最も大きくなる．
③損傷の程度は，爆風を受ける表面積に依存する．
④爆風から顔面を反対側にし，耳と眼を防護する．伏臥位（顔/腹を下向き）
　が防御に効果的である（瞬時に背中を向け身を伏せる）．
⑤強固な防護壁などの物陰に隠れるのは最善の策である．
⑥内腔を有し空気もしくは液体が内在する臓器（鼓膜/肺/腸管）が損傷を
　受けやすい．
⑦現場の安全が確認されるまで決して救助に向かってはいけない．
⑧二次爆発物の存在の可能性を念頭におき，活動する．
⑨建物（ガラスやオブジェ）などの崩壊にも注意し，コンクリート壁からも
　距離をとる．
⑩爆弾が建物の中にある場合，最悪の場所は建物の角である．

5) ゾーニング ....

①被害の拡大や確実な実行を目的とした時間差爆発（二次的仕掛け；
　sucker punch）があり，爆発地点には安易に近づかない．
②爆発規模，正確な場所，爆発の種類，有害物質の有無，現場へ進入する
　ための経路，傷病者の数（応援要請の必要性）等を把握してから活動する．
③救助，治療に先立ち，初動対応要員自身が現場全体の安全を十分に確保
　して活動を開始する．
④最初は半径 300 m に暫定の安全境界線を設定し，安全が確認されてから
　範囲を狭くする．
⑤建物が崩壊する可能性もあり，建物からの即時退去や，現場入りを遅ら
　せることが賢明な場合がある．

6) トリアージ ....

①爆傷のトリアージは，外傷の重症度と傷害の有無によって決定される（表1）．
②局所のみならず，破片創や熱傷などの有無についてくまなく全身の観察
　を行う．

表1 爆傷のトリアージ

緊急治療群(赤)	:気道閉塞,呼吸困難,非代償性ショックの徴候のある患者
待機治療群(黄)	:代償性ショックの有無に関わらず内臓臓器損傷の患者
治療不要群(緑)	:鼓膜損傷や難聴などの歩行可能な傷病者
救命困難群(黒)	:呼吸停止・心停止の患者は救命率が低く,救命困難群に分類する

7) 爆弾テロ時の病院での対応

①爆弾テロ対応では病院セキュリティの意識が重要である.

②次の標的は医療機関であることも想定して対応に当たる.

③警察が病院を閉鎖し,警戒線を設定することもある.

④来院者のなかに「犯人」が含まれる可能性を常に意識する.

⑤救急搬送された患者でも,武器・爆発物および汚染のスクリーニングが済むまで院内に入れてはならない.

⑥出入口におけるチェック業務は病院のセキュリティ担当者か警察の指揮下におく.

B 爆発による傷害

1) 損傷メカニズムによる爆傷分類(表2)

爆傷は複数の病態により生じる.一次から五次に分類される.

①一次爆傷:爆風圧(衝撃波)により生じる.爆発により気体が秒速数千メートルで押し出され,空気が圧縮され衝撃波が生じる.この衝撃波により直接的な身体損傷が生じ,風圧は距離の2乗に反比例する.閉鎖空間では反射波のため想定以上の損傷が出現する.

②二次爆傷:爆発による飛散物による損傷である.鋭い破片が刺されば鋭的損傷,重量物が当たれば鈍的外傷となる.

③三次爆傷:爆発によって人体そのものが吹き飛ばされ,転倒あるいは,地面や物体に叩きつけられることによって生じる鈍的外傷(外傷性窒息,クラッシュ症候群など).

④四次爆傷:熱傷,有毒ガスによる損傷.

⑤五次爆傷:テロの場合考慮される.放射線源,化学剤を混入した爆弾はダーティ爆弾(dirty bomb)とよばれ,爆弾による被害を大きくする.これらによって引き起こされる損傷を五次爆傷という.

実際の損傷は,一次～三次(場合によっては四次,五次)が複雑に絡み合い1つの損傷形態ができあがる.爆傷は身体的損傷だけでなく,精神的トラウマも大きな問題となる.早期からの精神科専門家の介入が必要である.

表2 一～三次爆傷，複合損傷

分類	特徴	傷害・損傷
一次爆傷	衝撃波(爆圧)による直接的な身体損傷. ・身体外表面に何ら異常所見が認められないこともある. ・鼓膜損傷*は比較的低爆圧で生じ，爆傷の有無を判断するのに非常に参考になる. ・肺損傷は肺内出血と無気肺にて重症化し，空気塞栓が最も致死的である. ・消化管では腸管出血や腸管穿孔(回腸–盲腸)が多く，時に被弾数か月後に発症することもある. ・水中爆発では，腸管穿孔がより発生しやすい. ・四肢の挫滅，断裂も特徴的な所見である.	肺損傷(肺圧損傷)，鼓膜破裂，中耳損傷，腹腔内出血，腸管穿孔，眼球破裂，脳震盪.
二次爆傷	爆発による飛散物による損傷である．鋭い破片が刺されば鋭的損傷，重量物が当たれば鈍的外傷となる. ・テロリストが殺傷能力を上げるために爆弾に釘やベアリング球などを混ぜる場合もある. ・高速で飛散する破片が体内を貫通したりして，被害範囲とその程度をさらに拡大させる. ・破片には爆弾自体によるものもあれば，周囲の石，コンクリート，ガラスなどが破片化したものもある. ・衝撃波による爆傷や熱傷を合併し複雑な創面となり，創傷範囲は穿孔口から巨大な裂創まで様々である. ・ガラス破片が眼球へ穿刺することも多い. ・時に微細な破片やほこりが皮膚に入り込み，皮膚が変色して"ほこり刺青"が発生することもある.	破片創，軟部組織損傷などの鈍的外傷，眼(窩)穿通外傷，頭部・頸部・四肢の貫通創，外傷性剥離骨折.
三次爆傷	爆風によって人間自身が転倒したり，固い建造物に叩きつけられて生じる様々な鈍的外傷である． 腎臓や脾臓破裂の症例が多く認められる.	骨折，外傷性四肢切断，頭部外傷(閉鎖性，開放性).

*：鼓膜損傷は，耳痛，難聴，耳鳴(耳がキーンとする)，時には外耳道から血液の漏出を認める．まれに平衡感覚障害や運動失調も出現する.

2) 一次爆傷における外傷性損傷(鼓膜，肺，腸管)

　衝撃波により，鼓膜，肺，腸管といった空気と液体が貯留した臓器(中空臓器)が損傷しやすく，鼓膜破裂，爆傷肺，消化管破裂が生じる．衝撃波が強い場合は，四肢が切断される.

　代表的な臓器は@鼓膜(耳)：76%，⑥肺：38%，©腸管：14%である(1987年イスラエルのバス爆破テロより)

@鼓膜(耳)：鼓膜破裂，耳小骨脱臼，卵円窓破壊

　①わずかな低爆風圧(5 psi)で起こる.

　②鼓膜損傷がない場合でも他の臓器損傷を否定できない.

　③鼓膜損傷患者の50～80%は自然治癒する.

④汚染されている場合は, 洗浄せず速やかに抗菌薬の点耳を開始する.

ⓑ肺：肺挫傷, 肺水腫

①肺内出血と無気肺にて重症化し, 空気塞栓が最も致死的である.

②空気塞栓は肺血管から空気が入り全身循環に回り, 動脈塞栓が生命に直接影響する. 爆発2時間以内に発症し, 人工呼吸により発生率が増加することもある.

ⓒ腸管：腸管出血, 腸管穿孔

①体内ガス量から, 結腸が最も損傷を受けやすい.

②空気塞栓による腸管虚血が遅発性穿孔(時に被弾数か月後)を起こすこともある.

③胸部単純X線写真に加えて, 腹部単純X線写真も必ず撮影する.

3) 爆傷の特性(表3)

①爆発による身体損傷のほとんどは, 衝撃波あるいは爆風圧により生じる.

②爆風圧で三半規管などの平衡感覚器, 胸腹部の内臓諸器官が損傷し, 空気塞栓を伴う肺損傷は最も致死的である.

③爆傷による肺や腹部損傷患者では, 身体外表面に何ら異常が認められないこともあり, 注意深い観察を要する.

④損傷部位別の生存率は, 皮膚や筋肉損傷が50%, 頭部損傷が25%であるが, 胸部や腹部損傷では1〜2%と非常に低率である.

4) 複合損傷

①その他の爆風圧に伴う外傷や傷害で, 爆傷の症状増悪や合併症を含む.

②建物の倒壊によるクラッシュ症候群のような間接的な傷害もある.

③ビル崩壊は, 爆傷による死亡率を高める. 特に下敷き傷病者は救命の見込みは非常に低い.

④熱傷, クラッシュ症候群, 脳挫傷が代表的な傷害である.

⑤粉塵・煙・有害化学物質による喘息, 慢性閉塞性肺疾患(COPD)などの呼吸器疾患の増悪もみられる.

⑥狭心症, 糖尿病, 高血圧の増悪もこの損傷に入る.

5) 熱傷

①爆発により発生する高熱や, 爆発後に起こる高温ガス, 火災等により損傷する.

②一般的には高熱に曝露される時間が短いので, 熱傷は表皮だけのことが多い.

③屋内での爆発では, 熱傷面積が広く重症となりやすい.

6) 中毒

①閉鎖空間では，爆発後の火災などから二次的に発生する有毒ガス(一酸化炭素も含む)による中毒症状が出現することもある．

②硝酸アンモニウムを原料とした爆薬の場合，メトヘモグロビン血症を起こすことがある．

C 爆弾テロ現場での救援上の留意点

①基本的には災害現場・事故現場での活動と同様である．

②爆弾テロの現場では，様々な化学物質が飛散している可能性があり，初動対応要員は防護マスク(最低でもN95)を着用する．

③爆弾テロでは傷病者が一時的に多発するため，効果的に傷者を収容・治療するためには組織だった活動が必要である．

④現場全体の指揮統制下に入り，他機関と連携をとりながら活動しなければならない．

表3 爆傷による傷害

臓器系	傷害	傷害の特徴
呼吸器系	肺出血 肺胞-静脈瘻孔 (空気塞栓を産生)	胸膜損傷，ブラ/ブレブ穿孔，肺胞-静脈の瘻孔などが惹起される． 肺内出血と無気肺にて呼吸困難がより重症化し，肺胞-静脈の瘻孔による空気塞栓が最も致死的である．
循環器系	心損傷 心筋虚血 (空気塞栓を産生)	循環器系では爆風の直接的影響により，横隔膜面上での心損傷が発生する． この損傷による冠動脈の空気塞栓症が致死的である．
消化器系	消化管出血・穿孔 後腹膜血腫 腎・脾破裂	腸管出血の頻度が高い． ガスが貯留しやすい下部小腸や回盲部で最も腸管穿孔が多い，時に被弾数か月後に発症することもある．
視覚・ 聴覚器系	網膜空気塞栓症 眼窩骨折 鼓膜破裂 耳小骨骨折 内耳損傷	耳損傷は，比較的低爆風圧で生じるため，爆傷のなかで最も頻度が高い．
四肢骨格系	四肢の挫滅，断裂	四肢切断術の適応は，完全離断四肢，少量の軟部組織でつながった不完全離断四肢，温存が困難な損傷を受けた四肢である．

⑤救援活動に適した服装や装備の準備が必要である.

⑥現場では他機関とのコミュニケーションを図り，十分な情報収集と評価が必要である.

⑦現場での医療処置は創傷部位の止血，輸液が最優先される.

⑧出血多量死のうち，早期適切な止血で約40％は救命可能となる.

⑨爆発による傷病者においては，緊張性気胸，空気塞栓，肺水腫，出血性ショック，意識障害を高率に発症する.

⑩爆発直後に軽症であっても，急変することを念頭におき繰り返しのトリアージ評価が必要である.

⑪一次爆傷の傷病者は，12〜24時間は経過観察しなければならない.

⑫爆傷の好発部位である耳，肺，腹部症状の有無を必ず確認する.

⑬身体外表面に損傷がなくても，胸腔・腹腔臓器を受傷している可能性があるので注意を要する.

⑭逆に身体外表面の損傷がひどい場合に，胸部・腹腔臓器の損傷を見落とすことのないように留意する.

⑮傷病者は神経過敏であり，神経症と誤診されることがある．適切な心理的援助を行う．よく話を聞くなど個々のニーズにあわせて対処する.

⑯被害者へ対応する医療者には，外因性救急患者への対応経験や能力が求められる.

⑰外傷の初期診療における基本的な手技では，爆傷に特徴的な徴候（鼓膜の損傷など）を踏まえて治療を開始する.

⑱意識障害または末梢神経障害の傷病者の診断では，頭部CTにて頭蓋骨骨折，脳挫傷，頭蓋内フリーエアに留意しなければならない.

⑲自爆テロの場合，自爆テロリストの感染性疾患の有無に関わらず，被災者には肝炎，ヒト免疫不全ウイルス（HIV）等の感染症の予防措置が必要となることもある.

Ｄ 爆傷への医療対応のポイント

爆傷であっても，基本的には「外傷初期診療ガイドライン（JATEC）」および「外傷初期看護ガイドライン（JNTEC）」に基づいて行われる．しかしながら爆傷に特有な対応事項もあり注意を要する.

①最初に15秒程度で気道，呼吸，循環，意識レベルを確認し，いずれかに異常があった場合は重症と捉え対処する.

②爆傷の傷病者は一次爆傷により鼓膜損傷により耳が聞こえない場合がある．コミュニケーションが取れず，傷病者から症状を聴取しながら処置

をすることが困難な場合がある．場合によっては筆談等の工夫が必要な
こともある．

③鼓膜破裂がある場合は，体表所見がなくとも他の一次爆傷がある可能性
があり慎重な精査が必要となる．鼓膜破裂がない場合に，他の一次爆傷
がある症例では鼓膜破裂の有無だけで重症度を判定してはいけない．

④命を脅かす外傷は爆傷肺である．爆傷肺は即死以外の死因の第一位であ
る．爆傷肺の症状としては，無呼吸，徐脈，血圧低下が三徴とされるが，
肺裂傷，肺挫傷，血胸，気胸，肺水腫などあらゆる肺損傷が起きるので，
呼吸困難，咳，血痰，胸痛などあらゆる症状が出現すると考えるべきである．

⑤注意が必要なのは一次爆傷による腸管損傷である．すぐに症状が出ない
場合があるので経過観察が必要である．

⑥二次爆傷で多いのが眼球損傷である．結膜損傷から眼球破裂まで様々起
きる．症状も眼球運動に伴う違和感（ゴロゴロ感）から，失明まで様々で
ある．開眼できない傷病者に無理やり開眼させ，損傷の程度を確認しよ
うとする行為は，損傷を悪化させる可能性があり厳禁であり，眼球の保
護のみを行う．

⑦二次爆傷，三次爆傷による外傷の対応は，通常の外傷の処置に準ずるが，
爆傷肺を伴っている場合には，その対応も複雑となる．爆傷肺は，陽圧
換気すると圧損傷（バロトラウマ〈barotrauma〉）を起こすリスクがあるこ
と，最悪，空気塞栓を起こすので安易に陽圧換気しないことが重要であ
る．救命処置をする場合はこれらを念頭におく必要がある．

⑧爆傷の応急手当で最も重要なのは止血である．特に切断肢の止血であ
る．切断断面からの動脈性出血は数分で致命的となる．止血しない限り
は救命できない．基本は直接圧迫止血であるが，可能なら止血帯による
間接圧迫止血法が有効である（179ページ参照）．

E 爆傷患者への実際の診療（図1）

1）プライマリーサーベイ（ABCDEアプローチ）

ⓐ気道（Air way）

爆傷の際は，四次爆傷による気道熱傷が生じる可能性がある．しかし，通
常の気道熱傷の場合と同じように，気管挿管して陽圧換気を行うと爆傷肺に
よる圧損傷（バロトラウマ〈barotrauma〉）を起こす可能性があり注意を要する．

ⓑ呼吸（Breathing）

頻呼吸，徐呼吸，チアノーゼ，咳，喘鳴，喀血がある場合は，爆傷肺（blast
lung injury）を疑う．

・100%$O_2$10リットルリザーバーマスクでも低酸素血症を呈するならば，気管挿管人工呼吸が必要となる．

・低酸素症の要因は多様であり，肺挫傷，肺コンプライアンスの低下，気胸，空気塞栓症の1つか組み合わせで発症する．

・陽圧換気は空気塞栓を起こす可能性のあることに注意する．

・気胸，血胸がある場合には，緊張性気胸に進展する可能性があり注意する．陽圧換気する前に，胸腔ドレナージを行うべきである．爆傷肺は緊張性気胸，気道出血による窒息など急変しやすく，集中治療が必要である．

・気道出血が強ければ窒息を防ぐための気管支ブロックが必要である，また一側肺の損傷が強ければ分離肺換気が必要である．

・空気塞栓が疑われ陽圧をかけられない場合には，体外式膜型人工肺の導入が必要である．

・二次/三次爆傷による鋭的・鈍的胸部外傷にはそれぞれ対応をすることになるが，爆傷肺と合併していることも多く，注意が必要である．

ⓒ循環（Circulation）

ショック時は，基本的には急速輸液である．爆傷肺が存在する場合は，輸液過多は肺水腫の原因となるため注意が必要である．

ⓓ中枢神経障害（Disturbance of CNS）

一次爆傷による外傷性脳震盪では，一過性の意識消失，記憶障害，頭痛，痙攣，眩暈，集中力低下，四肢のしびれ・筋力低下など多彩な症状が出現する．多くは一過性だが，遷延性の高次脳機能障害（blast induced neurotrauma：BINT）をきたす場合もある．遷延する頭痛，眩暈，集中力の低下などは，心的外傷後ストレス障害（PTSD）と区別がつかない場合もある．

ⓔ脱衣と体温管理（Exposure & Environment）

二次爆傷・三次爆傷の有無について脱衣にて全身をくまなく確認する．特に意識障害のある被災者では見逃しに注意する．小さな創傷でも穿通性損傷の場合がある．また体表面の所見がなくとも内部損傷を否定してはいけない．体温管理（特に低体温）にも留意する．

2）セカンダリーサーベイ

基本は他の外傷の詳細全身観察と同様であるが，穿孔/穿通性外傷，頭部外傷，熱傷の有無の評価が重要である．爆傷に特有な耳・消化管損傷にも留意しなければならない．

ⓐ耳損傷

難聴，鼓膜破裂，耳小骨骨折等がある．耳鏡にて確認する必要がある．鼓膜破裂がなくとも重症の一次爆傷が起こりうるとされている．鼓膜破裂があ

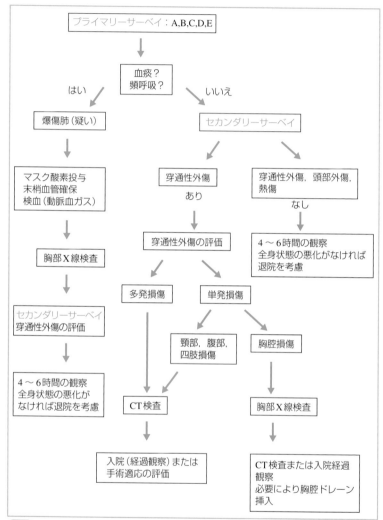

図1 爆弾テロ時，多数傷病者（軽症～中等症）の診断アルゴリズム

〔Alfici R, et al.:Management of victims in a mass casualty incident caused by a terrorist bombing: treatment algorithms for stable, unstable, and in extremis victims. Mil Med 2006;**171**:1155-1162. をもとに作成〕

れば耳鼻科医の診察を早期に受けるべきである．鼓膜破裂は多くの場合保存的治療で治癒する．

消化管損傷

体表所見がないと見落としやすい．損傷を受ける腸は小腸より大腸が多い．すぐに症状が出現しない場合もあり，経過観察が必要である．

F 大量出血時の処置

- ・爆傷や銃創からの出血速度は，日常の外傷と比べて非常に早く3～8分で心停止に至る．
- ・2005年から米軍はターニケット導入で，爆傷による死亡を80%以上減少させている．
- ・米国政府は2014年から市民を対象に，「STOP THE BLEED® campaign」を展開している（図2）．圧迫止血で無効時に，ターニケットでの止血を推奨している．
- ・2013年4月ボストンマラソン爆弾テロ事件では，出血に対して市民が42例中14例でターニケットを使用した．
- ・わが国でも，消防・自衛隊だけでなく日本医師会や日本赤十字社でもターニケット（図3）導入が進んでいる．

1）ターニケットの使用方法 ･･････････････････････････････

①適応：四肢の拍動性の出血で，他の止血法で制御できない出血．
②使用法：
a　出血部位から5～8 cmの心臓に近い側に装着する．
b　バンドをしっかり締め，バックルで固定する．
c　出血が止まるまで巻き上げロッドを回す．
d　ロッドクリップでロックする．
e　巻き上げロッドとバンドをタイムストラップで固定する．
f　装着した時間を必ず記録する．
g　解除は血圧の急激な低下や不整脈の誘発が予測されるので，医療監視下で実施する．
③装着中の合併症：圧迫に伴う疼痛（ターニケットペイン），末梢部位の阻血．
④解除後の合併症：神経障害，深部静脈血栓症，筋力低下．

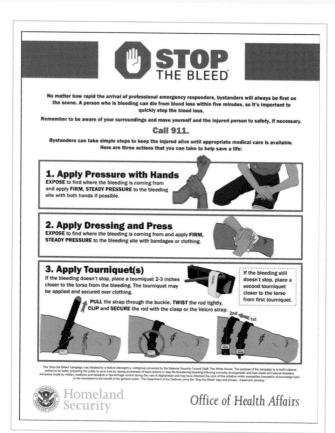

図2 **STOP THE BLEED® campaign** のポスター
1 出血を手指で圧迫.
2 包帯や厚手の布などでの圧迫.
3 ターニケットでの止血.
〔Homeland Security, Stop the Bleed（https://www.dhs.gov/sites/default/files/images/oha/16_1011_stopthebleed_infographic_full.jpg）より抜粋〕

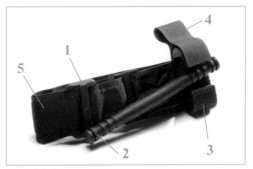

C-A-T 止血帯 Gen7
ⓒ株式会社オーストリッチインターナショナル

図3 ターニケットの各名称

1 バックル
2 巻き上げロッド
3 ロッドクリップ
4 タイムストラップ
5 バンド

（小井土雄一，箱崎幸也）

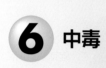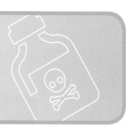

6 中毒

　中毒とは，化学物質や自然界に存在する物質の毒性によって生じた生体の有害反応をいう（日本救急医学会）．中毒を起こす危険性のある物質は，数十万種類存在するといわれているが，CBRNEテロ・災害を起こす可能性のある物質は限られる．生物剤テロに使用される可能性のある毒素として，ボツリヌス毒素，リシン，黄色ブドウ球菌エンテロトキシン，トリコセシンマイコトキシン，サキシトキシン，アフラトキシンがあげられている．また，化学剤テロとしては，サリン，タブン等の神経剤，シアン化合物等の血液剤，ホスゲン，塩素，クロルピクリン等の窒息剤，マスタード，ルイサイト等のびらん剤が重要な物質となる．しかしながら，もっと身近な農薬，工業用品がテロに使用される可能性もあり，一般的な中毒の知識も重要となる．生物剤，化学剤の詳細に関しては，生物剤・化学剤の項にて解説しているので，ここでは一般的な中毒起因物質の対応と治療の基本について述べる．

Ａ 対応の基本

①以下の状況を見た場合は毒劇物を疑う．
・同一場所，同一時期，同一症状の多数傷病者発生．
・動物，鳥，魚，植物の死や変化．
・テロ予告（意図的散布）．
・原因不明のショック，意識障害，神経症状，嘔吐，下痢，皮膚症状の発生．
注：生物剤は散布直後には無症状で気づかれない場合も多く，多様な形で発症後判
　　明することが多い．
②二次災害を防ぐために，以下を考慮する．
・避難の必要性．
・個人防護具の必要性．
・除染の必要性．
・ゾーニングの必要性．

③原因物質の推定と同定.
・中毒は, 早期診断, 早期治療が重要である.
・中毒起因物質には, 拮抗剤, 解毒剤が存在するものがあり, 中毒起因物質の組成の確定や情報の収集が特に重要になる.
・場合によっては, 症状, 情報から原因物質を推定して, 確定する前に治療を開始することが重要である.
・原因物質が不明な段階で, 症状の組み合わせから, どのようなカテゴリーの中毒起因物質か推定することをトキシドロームとよぶ.
・トキシドロームは, 傷病者収容先の医療機関同士が情報を共有することにより, さらに精度が増す.
・代表的なトキシドロームを表1に示す. トキシドロームにより, 早期の治療開始が可能となる.

 ## Ｂ 化学剤・中毒起因物質の検索ツール

① Wireless Information System for Emergency Responders (WISER) (https://wiser.nlm.nih.gov/index.html) は, 米国立衛生研究所 (National Institutes of Health : NIH) の一部門である国立医学図書館 (National Library of Medicine : NLM) が開発した, 危険物の事故発生時に救急対応を支援するための情報システムである (図1).
② インターネット上オンラインで使用が可能で, パソコン, iPhone, iPod touch, Android にダウンロードしオフラインで利用することもできる.
③ 未知物質を性状や症状等から絞り込むツールのほか, 化学物質の特性, 毒性, 中毒症状, 一般・救急治療法, 環境影響など様々な情報を得ることができる.
④ WISER に Chemical Hazards Emergency Medical Management (CHEMM) (50ページ参照) が統合され, WISER の影響力で CHEMM への幅広い認知がなされている.
⑤ 海外では工場管理者や消防職員などによる化学物質の毒性把握だけでなく, CBRNE 災害の現場でもすでに活用されている.

 ## Ｃ 診察・救急処置

1) 救急救命処置
一般の救急処置と同様, A (気道), B (呼吸), C (循環) の確保を優先するが, 解毒剤・拮抗剤のある場合は, Drug (薬剤) を優先し, DABC の順になるこ

表1 代表的なトキシドローム

トキシドローム	意識	呼吸	瞳孔	その他	想定される中毒起因物質
コリン作動薬	昏睡	↑↓	ピンホール瞳孔（縮瞳）	線維束性攣縮 失禁 流涎 流涙 喘鳴 徐脈 発汗	有機リン剤 殺虫剤 カルバメート ニコチン
抗コリン剤	興奮, 幻覚, 昏睡	↑	散瞳	発熱 紅潮 皮膚・粘膜乾燥 尿閉	アトロピン 抗ヒスタミン薬 ジムソンウィード（シロバナヨウシュチョウセンアサガオ）
オピオイド剤	昏睡	↓	ピンホール瞳孔（縮瞳）	注射痕 低体温 低血圧	ヘロイン モルヒネ フェンタニル誘導体（チャイナホワイト）
三環系抗うつ薬	昏睡（初期興奮）	↓	散瞳	不整脈 痙攣 低血圧 心電図QRS延長	三環系抗うつ薬
鎮静薬・睡眠薬	昏睡	↓	正常もしくは軽度縮瞳	低体温 反射減弱 低血圧	鎮静薬 バルビタール
交感神経作動薬	興奮, 幻覚	↑	散瞳	痙攣 頻脈 高血圧 発汗 代謝性アシドーシス 振戦 反射亢進	コカイン テオフィリン アンフェタミン カフェイン
サリチル酸	興奮ないし嗜眠	↑	正常もしくは軽度縮瞳	発汗 耳鳴 アルカローシス（初期） アシドーシス（晩期）	アスピリン ウィンターグリーンオイル
錐体外路症状惹起薬	不眠	↑		多動 頭頸部捻転	フェノチアジン ハロペリドール リスペリドン

〔Shannon MW : A general approach to poisoning . In : Shannon MW（eds）, Haddad and Winchester's Clinical Management of Poisoning and Drug Overdose. 4th ed ,Saunders, 2007, 13-30. をもとに作成〕

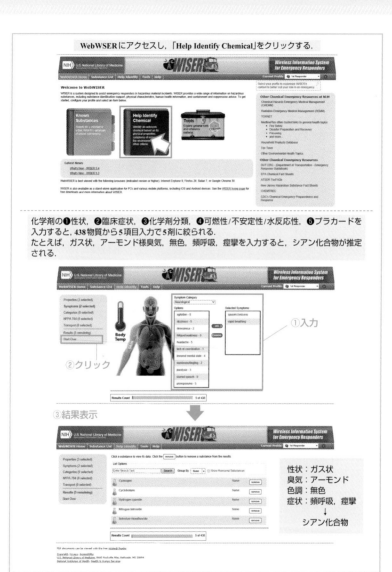

WebWSERにアクセスし、「Help Identify Chemical」をクリックする.

化学剤の❶性状, ❷臨床症状, ❸化学剤分類, ❹可燃性/不安定性/水反応性, ❺プラカードを入力すると, 438物質から5項目入力で5剤に絞られる.
たとえば, ガス状, アーモンド様臭気, 無色, 頻呼吸, 痙攣を入力すると, シアン化合物が推定される.

①入力

②クリック

③結果表示

性状：ガス状
臭気：アーモンド
色調：無色
症状：頻呼吸, 痙攣
↓
シアン化合物

中毒

6

図1 WISERの概要

〔Wireless Information System for Emergency Responders (WISER) : web WISER (https://webwiser.nlm.nih.gov/getHomeData.do.html) をもとに作成〕

ともある．また，除染が必要な場合はDecontamination（除染）を最優先し，
DDABCの順になることもある．

2）問診

　いつ，どこで，誰と，何をどの程度食べ，飲み，吸い，触れ，いつから症状
が出たかを問診する．意識障害を合併しており困難な場合も多い．可能ならば
家族など状況のわかる人から情報を得る（常用薬，健康食品，職業，趣味等）．
　覚え方としてAMPLEがある〔Allergy（アレルギー歴），Medications（服用内
服薬），Past history（既往歴，妊娠），Last meal（最終食事摂取），Event（いつ，
どこで，どのような物質にどのくらい曝露したか）〕．

3）身体所見（表2, 3）

　瞳孔所見（縮瞳），皮膚所見（色調，発汗，出血斑，注射痕，びらん，線維
束性攣縮等），呼吸（気道分泌, 呼吸臭：芳香，アーモンド様臭*，ニンニク臭，
洋梨臭，アルコール臭，スミレ臭）に特に注意をする．身体所見は原因物質
を推測する上で最も重要である（トキシドローム）．
　PSPS〔Pupil（瞳孔縮瞳），Secretion（分泌亢進），Pulmonary（呼吸促迫），
Skin（皮膚，線維性攣縮）〕の所見を認める場合は，神経剤を疑う．
＊：アーモンド様臭＝シアン化合物．

4）検査所見（表2）

　身体所見とともに，検査所見も非常に重要である．原因物質の特定依頼時
には，必ず既知の情報を添付する．データを待たずに，身体所見だけで原因
物質を想定（トキシドローム）し拮抗剤・解毒剤を使用する時もある．

表2　中毒時症状の主なチェック事項

1　バイタルサイン
2　中枢神経系症状（特に意識レベル，痙攣の有無）
3　循環器系症状（血圧，頻脈，徐脈，不整脈，心電図異常）
4　呼吸器系症状（チアノーゼ，呼吸困難，咳嗽，気道分泌過多，喘鳴）
5　消化器系症状（吐き気，嘔吐，下痢，腹痛，圧痛，腹膜刺激症状）
6　皮膚（発汗，色調等），口腔粘膜（特にびらん，異臭，色調の異常），線維束性攣縮
7　中毒患者に重要な検査所見
　・動脈血ガス分析（特にCOヘモグロビン，メトヘモグロビンも含める）
　・静脈血分析（シアン化合物中毒の場合は，高酸素飽和度，高酸素分圧）
　・血清/電解質（アセチルコリンエステラーゼ）
　・肝機能，腎機能，血液一般検査
　・胸部X線撮影
　・心電図（12誘導心電図は必ずとる）

表3 診断の参考になる中毒の症状

症状	原因物質
痙攣	三環系抗うつ薬, サリチル酸, アミノフィリン, リドカイン, イソニアジド, ハロペリドール, 一酸化炭素, アルコール, アトロピン, 抗ヒスタミン薬
徐脈	ジギタリス製剤, キニジン, β遮断薬
頻脈	アトロピン, 三環系抗うつ薬, エフェドリン
高熱	サリチル酸, 三環系抗うつ薬, ハロペリドール
呼吸抑制	麻薬, バルビツール酸, ベンゾジアゼピン, アルコール, シアン化合物, サリチル酸, 抗ヒスタミン薬
呼吸促進	アトロピン, 一酸化炭素, サリチル酸
持続性嘔吐	ジギタリス製剤, 吐剤入りパラコート(プリグロックス®L)
重症下痢	コルヒチン, 毒キノコ, 抗菌薬
散瞳	アトロピン, クロルプロマジン, ハロペリドール, 三環抗うつ薬, エフェドリン, コカイン, 覚醒剤, 抗ヒスタミン薬
縮瞳	麻薬(モルヒネ, ヘロイン), 抗コリンエステラーゼ, ベンゾジアゼピン, 有機リン, バルビツール酸, ニコチン
スミレ臭気	テレピン油, ユーカリプトール
アーモンド様臭気	シアン化合物
ニンニク臭気	リン, 砒素
蛍光	リン
皮膚/爪ピンク色	一酸化炭素
顔面紅潮	アトロピン, 抗ヒスタミン薬, 抗不安薬
過興奮性	バルビツール酸, 一酸化炭素, アルコール, 抗ヒスタミン薬, 覚醒剤
角膜反射欠損(瞳孔正常)	メペリジン
流涙	ニコチン, 有機リン
咳	灯油, 軽油, ガソリン, 水銀蒸気
吐血	アミノフィリン, フッ化物, 腐食性化合物
アシドーシス	サリチル酸, 有機リン, シアン化合物
チアノーゼ	バルビツール酸

〔内藤裕史：中毒百科改訂第2版. 南江堂, 2001. より改変〕

6

中毒

D 治療

中毒の治療は，除去，中和（拮抗剤・解毒剤），対症療法の三本柱からなる．

1）除去 ••

除去には，いまだ体内に吸収されていないものを除去する方法と，すでに体内に吸収されたものを除去する方法がある．

●**いまだ体内に吸収されていないものを除去する方法**

＜除染＞

最初に避難と除染の必要性を考慮する．

①目的
・中毒起因物質の経皮的吸収の防止．
・中毒起因物質の希釈と除去．
・局所での化学反応の鈍化．
・消炎効果．

②方法
・衣服の上から中毒起因物質を浴びている時は一刻も早く衣服を脱がせる．10分以内を目標とする．
・脱衣と曝露部のふきとりで99％除染できる．
・皮膚，粘膜の十分な水洗を行う．強アルカリ物質では，20時間以上水洗することもある．
・脂溶性の原因物質は水洗後さらに石鹸で十分に洗浄する．
・処置者は必ず必要な防護具を身につける．部屋の換気をよくする．

＜催吐＞

①適応
　現場で経口摂取直後であれば考慮されるが，通常，医療施設では行われない．行う場合は嚥下反射，咳嗽反射が保たれており，原因物質に催吐の禁忌がないことが必要である．

②方法
・咽頭の機械的刺激．
　胃内容が少ないときは，37〜38℃の微温湯を100 mL飲ませて催吐．

③禁忌
・石油類（灯油，シンナー，ガソリン），強酸や強アルカリの有毒物質の内服時．
・昏睡，痙攣，ショック．

・制吐薬の内服時.
・生後6か月以内の乳幼児.
・鋭利な物体を飲んだ時.

＜胃洗浄＞

①適応

胃洗浄の効果についてのエビデンスは少ない. むしろ, 誤嚥性肺炎などの合併症が多いため, 最近では, 経口摂取量が生命を脅かす量であり, 経口摂取後1時間以内の場合のみ考慮する施設が増えている.

②方法

・意識障害があり, 気道保護反射が減弱している場合はまず気管挿管する.
・左側臥位にして, ベッドの足側を15〜20 cm高くする.
・36〜40 Frの太い胃管を挿入して, 胃内容を吸引する. 必要なら検体採取する.
・37〜38℃の微温湯を1回250 mLずつ使用し, 排液がきれいになるまで注入・排液を繰り返す. 小児では加温生理食塩水を使用する.

③禁忌

・石油類(灯油, シンナー, ガソリン).
・強酸や強アルカリ性などの腐食性物質.
・昏睡, 痙攣, ショックがあり, 誤嚥する可能性のある場合.

＜吸着剤(経胃管的活性炭投与)＞

①適応

吸着剤に用いる活性炭は, 多くの物質と結合し, それ自身は消化管から体内に吸収されないため, 服用した中毒起因物質の吸収を減少させる. 活性炭の投与は, 中毒起因物質服用から1時間以内が効果が高いとされている.

・吸着剤が効果的な物質
テオフィリン, 三環系抗うつ薬, フェノバルビタール, フェノチアジン系薬, オピオイド剤等.

・吸着剤の効果的のない物質
エタノール, エチレングリコール, カリウム, 強酸性物質, 強アルカリ性物質, 臭化物, 鉄, 砒素, フッ化物等.

②方法

・胃洗浄後に, 活性炭1 g/kg を4倍量の微温湯(あるいは下剤溶液)で十分に混和して胃管より注入する.
・腸肝循環する物質等(カルバマゼピン, フェニトイン等)では, 反復投与

が効果的である. 活性炭 0.5 ～ 1 g/kg を 4 時間ごとに反復投与する.

③禁忌

・気道保護反射が減弱.

・イレウス.

・消化管穿孔.

＜下剤＞

①適応

　下剤は, 単独投与では臨床的転帰を改善するというエビデンスはない. 下剤は活性炭とともに使用することが推奨されている. 下剤により, 活性炭と結合した中毒起因物質の腸内滞在時間が短くなる.

②方法

・硫酸マグネシウム 30 g を水 200 mL にて内服.

・クエン酸マグネシウム（マグコロール®P1 包を水 200 mL にて内服）.

③禁忌

・イレウス.

・腐食性物質の服用.

・重症の電解質異常.

・消化管穿孔.

❺体内にすでに吸収されたものを除去する方法

＜強制利尿（腎排泄性の中毒起因物質）：循環動態のモニター下で実施＞

①適応

　強制利尿は, 尿量を増加させ, 中毒起因物質の排泄を促進する治療法である. 急性中毒の標準的な治療法の 1 つとして広く行われており, 尿中への排泄を促進するために尿のアルカリ化や酸性化を行う場合もある. しかし, 臨床的に有効性が期待できる物質は非常に少なく, 多くの中毒例においては, 脱水の補正・防止と腎血流量維持を目的に行われる.

②方法

　循環動態のモニター下で実施する. 水分負荷量 250 ～ 500 mL/時, 時間尿量 250 ～ 500 mL を目標とする. 輸液負荷だけで目標とする尿が得られない場合は, 利尿薬〔フロセミド, D-マンニトール（マンニットール®）〕を使用する.

③禁忌

・腎不全.

・心不全.

・肺水腫.

・電解質異常.

④アルカリ性強制利尿

尿pH値7.5以上を目標として，重炭酸ナトリウム液20〜40 mL（重炭酸イオン17〜33 mEq）の反復静注または点滴静注を行う.

⑤適応

バルビタール（血中濃度10 mg/dL以上），2,4-ジクロロフェノキシ酢酸，メコプロップ，フェノバルビタール（血中濃度10 mg/dL以上），サリチル酸（血中濃度50 mg/dL以上），など.

⑥酸性強制利尿

原則として行わない．従来はカーバメイト薬,アンフェタミン,キニン,キニジン誘導体などが適応であるとされてきたが，酸性強制利尿を行うことに伴う危険性が問題視されている.

＜血液浄化＞

①適応

血液浄化方法には，血液透析，血液濾過，血液吸着剤還流，血漿交換がある. 中毒起因物質の分子量,蛋白結合率などによって方法が選択される.

・一般的な治療法を行っても症状が進行性に増悪する場合.

・呼吸抑制，低体温，低血圧など，脳幹機能の低下がみられる場合.

・昏睡が遷延し，肺炎・敗血症など昏睡に合併した症状がみられる場合.

・起因物質の代謝に影響を与えるような重篤な肝不全・腎不全が存在する場合.

・起因物質の代謝産物が,起因物質と同等かそれ以上の毒性をもつ場合（エチレングリコール）.

・起因物質が遅発性の障害を起こす可能性のある場合（パラコート，ダイコート）.

・適応のある代表的な物質を下記に示す.

　　血液透析の適応：メタノール，エチレングリコール，サリチル酸（アスピリン），リチウム.

　　血液吸着剤還流：フェノバルビタール,フェニトイン,テオフィリン,カルバマゼピン.

2）中和（解毒剤・拮抗剤）••••••••••••••••••••••••••••••••

原因物質が判ったら，解毒剤・拮抗剤を速やかに使用する（表4）.

表4 解毒剤，拮抗剤

原因物質	解毒剤・拮抗剤(投与法)
有機リン	アトロピン，プラリドキシムヨウ化物(PAM) 胃洗浄 → 吸着剤(活性炭) → 下剤 → アルカリ性強制利尿 → アトロピン(中等度：皮下注2〜3A，重度：静注5〜10 A)，PAM(静注2A)*
アセトアミノフェン	アセチルシステイン内用液17.6%(N-アセチルシステイン) 胃洗浄 → 吸着剤(活性炭) → 下剤 → 強制利尿(フロセミドなど) → アセチルシ ステイン内用液17.6%：初回0.8 mL/kg，継続0.4 mL/kg 4時間ごと17回まで (胃管チューブ/経口投与)
シアン化合物	ヒドロキソコバラミン(シアノキット®) ない場合：①亜硝酸アミル吸入，②3%亜硝酸ナトリウム注(デトキソール®) 10 mL静注，③10%チオ硫酸ナトリウム注125 mL静注
メタノール	エタノール，10%チオ硫酸ナトリウム(デトキソール®)，炭酸水素ナトリウム(メ イロン®) エタノール(10 vol%，7.6〜10mL/kg，30分で点滴) → デトキソール®125 mL (3分， 静注)* 胃洗浄 → 下剤 → メイロン®静注 → エタノール(ウイスキー30 mL)
麻薬	ナロキソン 胃洗浄 → 吸着剤(活性炭) → 下剤 → ナロキソン(1A静注)*
ワーファリン (殺鼠剤：農薬)	ビタミンK 胃洗浄 → 吸着剤(活性炭) → 下剤 → ビタミンK1または2 (10〜30 mg)
シュウ酸 (洗剤，漂白剤等)	グルコン酸カルシウム(カルチコール®)，アルギン酸ナトリウム(アルカロイドG®) 胃洗浄 → 下剤 → アルロイドG® → カルチコール®
フッ化水素	グルコン酸カルシウム(カルチコール®)，アルギン酸ナトリウム(アルカロイドG®) 胃洗浄(腐食が進んでいる場合は禁忌) → 下剤 → アルロイドG® → カルチコール® (0.1〜0.2 mL/kg，1回10 mLまで)
鉛	EDTA(ブライアン®)，ジメルカプロール(BAL®)，ペニシラミン(メタルカプターゼ®) 胃洗浄 → 下剤 → キレート薬[ブライアン®：1日1〜2 g，BAL®：2.5 mg/kg， メタルカプターゼ®：1日600〜1,400 mg (3〜4回)]
水銀(蒸気)	BAL®，ペニシラミン，チオプロニン(チオラ®) 新鮮な空気 → うがい → 呼吸管理 → キレート薬[BAL®：2.5 mg/kg， メタルカプターゼ®：1日600〜1,400 mg (3〜4回)，チオラ®100〜200 mg]
砒素	ジメルカプロール(BAL®)，ペニシラミン(メタルカプターゼ®) 胃洗浄 → 吸着剤(活性炭) → 下剤 → アルカリ性強制利尿 → BAL® (100 mg/mL) 1回2.5 mg/kg (筋注) → メタルカプターゼ®
ベンゾジアゼピン系 (セルシン®など)	フルマゼニル(アネキセート®) アネキセート®の半減期は50分と短いため再昏睡に注意

＊：早い段階での投与がより望ましい．
近年，胃洗浄は推奨されない．
詳しくは成書，日本中毒情報センターホームページを参照．
〔森　博美，ほか(編著)：急性中毒情報ファイル　第4版．廣川書店，2008．より改変〕

3）対症療法

中毒の治療では，拮抗剤・解毒剤のあるものは一部なので，多くの場合は対症療法が中心となる．対症療法は，一般的に集中治療室で行われる呼吸・循環・体温管理，中枢神経の異常に対する管理に準ずるが，中毒起因物質による作用を先読みした管理が必要となる．

ⓐ痙攣

①可能な限り早く痙攣を止める．低酸素脳症の回避が最も重要であり，酸素投与は必須である．
②気道閉塞に関しては積極的に気管挿管する．
③痙攣に対する処置は，ジアゼパム0.1〜0.2 mg/kgを静注する．呼吸抑制に注意する．必要なら気管挿管する．
④痙攣が続く場合は，ミダゾラム0.2 mg/kgを静注し，0.2〜2.0 mg/kg/時を持続静注する．それでも痙攣が続く場合は，プロポフォール3〜5 mg/kg静注，引き続いて1〜1.5 mg/kg/時を持続静注する．

ⓑ呼吸管理

一般的な呼吸管理に準ずるが，中毒起因物質には，呼吸抑制，低酸素血症をきたすものがあり，慎重な呼吸管理が必要となる．また，パラコート中毒のように低酸素血症を認めるまで酸素投与は禁忌のものもある．
①必要なら嘔吐による誤嚥予防のため側臥位．
②酸素投与（リザーバー付きフェイスマスク）．
③気管挿管・呼吸器．
④経皮的心肺補助装置（PCPS）．

ⓒ循環管理

一般的な循環管理に準ずるが，中毒起因物質には，低血圧，高血圧，致死的不整脈を起こすものがあり，厳重な循環管理が必要となる．

＜低血圧（骨盤高位〔仰臥位・頭部低位・腰部高位〕）＞
①トレンデレンブルグ体位．
②細胞外液（乳酸リンゲル等）の急速輸液．
③効果なければ昇圧剤（塩酸ドパミン，ノルエピネフリン）．
④反応がなければ，PCPSを考慮．

＜高血圧＞
①鎮静薬(ミダゾラム，プロポフォール).
②効果なければ降圧剤(ニフェジピン，ニカルジピン等).

＜不整脈＞
徐脈，房室ブロック，心室細動を起こす中毒起因物質(有機リン，ジギタリス，アコニチン等)がある. 一般的な不整脈対応を行うが，反応がなく低血圧が改善できなければ，積極的にPCPSを使用する. 多くの中毒起因物質の病態は可逆的であり，PCPSの十分な適応となる.

E 薬毒物迅速検査法

臨床上重要なのは，薬毒物の違いにより患者の治療法が大きく変わることである. これらの化学物質は医療現場ですぐに分析が行えることが望ましい.
生体試料としては，血液・尿・胃内容物(胃洗浄液・嘔吐物)のみならず，爪・毛髪・体液(唾液)・糞便等も必要になる. 中毒起因物質の同定が困難な時は，できる限り試料を採取保存しておくことが重要である.

1) 分析が有用な中毒起因物質15品目(表5) ••••••••••••••••••••••••••
日本中毒学会は，❶死亡例の多い中毒，❷分析が治療に直結する中毒，❸臨床医からの分析依頼が多い中毒の観点から，分析が有用とされる中毒起因物質15品目を提示している.
市販の検査キット等を使用することにより，約2時間で検査できるため，治療法の存在する中毒に関しては有用な情報が得られる〔詳細は国立医薬品食品衛生研究所ホームページ(197ページ)を参照〕.

F CBRNEテロが疑われる場合

テロが疑われる場合は，原因物質の特定における連携モデル(図2)に基づき，他機関との連携をとる. 情報は地域の消防本部に集まることになっている.
以下の情報を収集し他機関と共有する.
①収容患者数・氏名，症状.
②推定物質結果と臨床情報との比較.
③情報・結果を受け取るだけでなく，情報を消防本部，保健所や医療機関，日本中毒情報センターへフィードバックする.

④医療機関同士の情報交換も必要である.

注：個々の医師，医療施設からの問い合わせによる回線輻輳に注意する.

表5 中毒起因物質の迅速測定に用いる試料量および検査時間

検査項目	方法	検査試料		検査時間	検出下限
シアン化合物	北川式検知管	全血	0.3 mL	15分	2 μg/mL
砒素	メルコクァント®	尿	5 mL	50分	1 μg/mL
パラコート	ハイドロサルファイト反応	尿	1 mL	10分	20 μg/mL
有機リン系殺虫剤	有機リン系農薬検出キット	尿	1 mL	30分	10 μg/mL
カーバメート系殺虫剤	コリンエステラーゼ阻害活性[*1]	尿	10 mL	15分	1 μg/mL
グルホシネート	薄層クロマトグラフ法	尿	0.05 mL	50分	50 μg/mL
メタノール	北川式検知管	尿	1 mL	15分	20 μg/mL
アセトアミノフェン	アセトアミノフェン検出キット	血清	0.05 mL	30分	20 μg/mL
バルビツール酸[*2]	トライエージ®	尿	0.14 mL	15分	0.3～1 μg/mL [*3]
ベンゾジアゼピン系[*2]	トライエージ®	尿	0.14 mL	15分	0.3～1 μg/mL [*3]
三環系・四環系抗うつ薬[*2]	トライエージ®	尿	0.14 mL	15分	0.3～1 μg/mL [*3]
メタンフェタミン[*2]	トライエージ®	尿	0.14 mL	11分	0.3～1 μg/mL [*3]
サリチル酸	塩化第二鉄反応	尿	1 mL	10分	50 μg/mL
ブロムワレリル尿素[*4]	有機リン系農薬検出キット	尿	1 mL	30分	10 μg/mL
テオフィリン	血中テオフィリン濃度測定キット	血清	0.05 mL	20分	5 μg/mL

＊1：検査室で使用している自動測定装置での検査値を参考としてもよい.

＊2：バルビツール酸，ベンゾジアゼピン系，三環系・四環系抗うつ薬，メタンフェタミンは，1回の検査で同時に判定することができる.

＊3：検出する中毒起因物質によって検出下限は異なる. 詳細はトライエージの取扱説明書を参照する.

＊4：ブロムワレリル尿素は，有機リン系農薬検出キットで同時に検査することができる.

〔山本　都，ほか：薬毒物分析法webシステムの構築. 国立衛研報　2014；**122**：51-55. をもとに作成〕

6

中毒

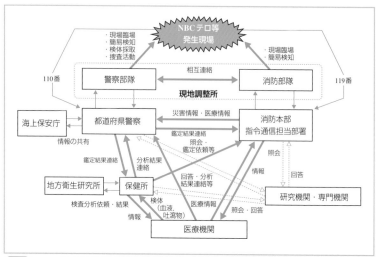

図2 NBCテロその他大量殺傷型テロ対処現地関係機関連携モデル（原因物質の特定における連携モデル）

〔NBCテロ対策会議・幹事会：NBCテロその他大量殺傷型テロ対処現地関係機関連携モデル（https://www.mhlw.go.jp/topics/2017/01/dl/tp0117-z02-01s.pdf）〕

● memo ●

付録A 日本中毒情報センター

1）日本中毒情報センターへの相談 ・・

原因物質の特定,治療方法につき日本中毒情報センターに相談できる.（有料で1件につき,2,000円）

日本中毒情報センター（https://www.j-poison-ic.or.jp/）

中毒110番

・つくば　029-851-9999（医療機関専用有料電話）

・大阪　072-726-9923（医療機関専用有料電話）

2）日本中毒情報センターへの問い合わせ ・・・・・・・・・・・・・・・・・・・・・・・・・・・・・・・・・・・

日本中毒情報センターへ問い合わせをする際には,下記の情報が必要となる.できる限り詳細な情報を伝えることが,正確な情報を得ることにつながる.

・医療機関名とその電話番号.

・連絡者（問い合わせ者）の氏名とその所属・職種.

・患者の年齢,体重,性別.

・中毒起因物質（正確な商品名,会社名,用途）.

・中毒事故の発生状況（摂取量,摂取経路,発生時刻）.

・受診時刻.

・患者の状態（来院時の症状,現在の症状）.

・問い合わせまでに行われた処置.

・特に問い合わせたい事柄.

3）その他,有用なホームページ ・・

・国立医薬品食品衛生研究所（http://www.nihs.go.jp/index-j.html）

・国立医薬品食品衛生研究所健康危機管理関連情報（http://www.nihs.go.jp/hse/c-hazard/）

6

中毒

（小井土雄一,箱崎幸也）

参考文献

1) 米国テンペスト社(編)：初動要員のための生物化学兵器ハンドブック―実践マニュアル. 啓正社, 2000.
2) Anthony T. Tu, ほか：化学・生物兵器概論 基礎知識, 生体作用, 治療と政策. じほう, 2001.
3) 米国司法省司法補佐局 司法プログラム課, ほか：米国 対テロ現場対応心得 対NBCテロ緊急対応自習テキスト. ぎょうせい, 2002.
4) Medical Management of Radiological Casualties Fourth Edition. Military Medical Operations Armed Forces Radiobiology Research Institute, 2013.
5) Robert A, ほか：大量破壊兵器事案における救急処置. じほう, 2004.
6) Susan M, Briggs SM(編), 永田高志(監訳)：医療職のための危機管理マニュアル. シービーアール, 2009.
7) CBRNEテロ対処研究会(編)：必携 NBCテロ対処ハンドブック. 診断と治療社, 2008.
8) Deal T：Beyond Initial response 2nd Edition：Using The National Incident Management System Incident Command System 2nd Edition. AuthorHouse, 2012.
9) 石井 昇, ほか(編)：災害・健康危機管理ハンドブック. 診断と治療社, 2007.
10) 鈴木 元(編著)：正しい被曝医療Q&A 50. 診断と治療社, 2012.
11) 全国消防長会, ほか(編)：4訂版 実戦NBC災害消防活動―災害事例に見る活動の実際. 東京法令出版, 2018.
12) 鈴木 元(監)：図説 基礎からわかる被曝医療ガイド. 日経メディカル開発, 2011.
13) 内藤裕史：中毒百科―事例・病態・治療 改訂第2版. 南江堂, 2001.
14) Medical Management of Chemical Casualties Handbook. U.S. Army Medical Research Institute of Chemical Defense, 2014.
15) Ciottone GR：Toxidrome Recognition in Chemical-Weapons Attacks. N Engl J Med 2018；**378**：1611-1620.
16) Adalja AA, et al.：Clinical management of potential bioterrorism-related conditions. N Engl J Med 2015；**372**：954-962.
17) 石川義彦：東京消防庁におけるNBC災害対策について. 安全工学 2010；**49**：233-239.
18) Alfici R, et al.：Management of victims in a mass casualty incident caused by a terrorist Bombing：treatment algorithms for stable, unstable, and in extremis victims. Mil Med 2006；**171**, 12：1155-1162.
19) Grundmann O The current state of bioterrorist attack surveillance and preparedness in the US. Risk Manag Healthc Policy 2014；**7**：177-187.
20) PRIMARY RESPONSE INCIDENT SCENE MANAGEMENT(PRISM)GUIDANCE for CHEMICAL INCIDENTS(https://www.medicalcountermeasures.gov/media/36872/prism-volume-1.pdf)(2020年1月閲覧)
21) Wagar E：Bioterrorism and the Role of the Clinical Microbiology Laboratory. Clin Microbiol Rev 2016；**29**：175-189.
22) Fourth generation agents：medical management guidelines. (https://chemm.nlm.nih.gov/nerveagents/FGAMMGHospital.htm)(2020年1月閲覧)
23) Chemical Hazards Emergency Medical Management-CHEMM (http://chemm.nlm.nih.gov/)(2020年1月閲覧)
24) WHO,THE RINSE-WIPE-RINSE TECHNIQUE(https://www.who.int/environmental_health_emergencies/deliberate_events/decontamination_steps_en.pdf)(2020年1月閲覧)
25) WISER(https://wiser.nlm.nih.gov/)(2020年1月閲覧)
26) 日本外傷学会, 日本救急医学会(監), 日本外傷学会外傷初期診療ガイドライン改訂第5版編集委員会(編)：外傷初期診療ガイドラインJATEC, 改訂第5版. へるす出版, 2016.
27) 日本救急看護学会(監), 日本臨床救急医学会(編集協力)：外傷初期看護ガイドラインJNTEC, 改訂第4版. へるす出版, 2018.

索 引

和文索引

あ
アーモンド様臭 …… 46, 73, 81, 186
青い干し草臭 …… 71, 81
亜硝酸アミル …… 75
亜硝酸ナトリウム …… 75
アダムサイト …… 77
アトロピン …… 62
安定ヨウ素剤 …… 149, 152

い・う
イオンモビリティ …… 47
胃洗浄 …… 189
一次爆傷 …… 171
意図的な化学災害 …… 78
イオン交換樹脂 …… 152
陰性荷電粒子線 …… 124
ウイルス性出血熱 …… 86, 107
ウォームゾーン …… 9, 11

え
エアロゾル …… 44
エージング …… 61
エボラウイルス病 …… 107
塩化シアン …… 73
塩素 …… 71

お
黄色ブドウ球菌 …… 111, 182
嘔吐剤 …… 42, 76
オーストラリアグループ …… 78
汚染 …… 121
──(安全)境界線 …… 11, 132
オルトクロロベンジリデンマロノニ
　トリル …… 77

か
外部被ばく …… 122
──防護の3原則 …… 125
火炎熱傷 …… 160
化学剤 …… 2, 41
──傷病者における治療の優先順位
　…… 59
──除染 …… 23
──テロ・災害 …… 6
──の気象条件 …… 43
──の検知 …… 45
──の臭い …… 46
──の曝露経路 …… 44
──曝露　自己チェックリスト …… 82
化学物質 …… 2
核爆発 …… 160
ガス検知管 …… 16
カラシ …… 46, 66, 81
眼障害 …… 70
感染症 …… 2

き
黄色い雨 …… 109
危険境界線 …… 11
危険区域 …… 9
希釈薬 …… 152
牛疫 …… 117
急性放射線症候群 …… 144
吸着剤 …… 189
境界線設定指標 …… 134
強制利尿 …… 190
キレート薬 …… 150

く
空間線量率 …… 16, 129, 131, 134, 135
空気感染 …… 98
くしゃみ剤 …… 42, 76
グラム陰性桿菌 …… 106
クリミア・コンゴ出血熱 …… 107
グレイ(Gy) …… 125
クロルピクリン …… 72
クロロアセトフェノン …… 42, 77, 84

け
経胃管的活性炭投与 …… 189
警戒区域 …… 9, 11, 133
警戒線 …… 9, 11, 13, 133, 171
血液寒天培地 …… 98
血液剤 …… 41
血液浄化 …… 191
解毒剤 …… 188
現地調整所 …… 9, 35, 132, 133, 196
現地連携モデル …… 34

こ

甲状腺 ……………………………… 152
公然攻撃 …………………………… 3, 89
口蹄疫 ……………………………… 117
コールドゾーン …………………… 9, 11
五次爆傷 …………………………… 171
個人衣類の除去 …………………… 24
個人防護装備 ……………………… 9, 13
鼓膜損傷 …………………………… 172

さ

催涙ガス …………………………… 41
催涙剤 ……………………………… 42, 77
催涙スプレー ……………………… 78
殺虫剤症候群 ……………………… 42
サーベイメータ …………………… 17
サポートゾーン …………………… 9
サリン ……………………………… 59
三次爆傷 …………………………… 171
サンプル保存方法 ………………… 37

し

次亜塩素酸 ……… 12, 23, 24, 30, 33, 72,
79, 94, 112, 115, 119
ジアゼパム ………………………… 63
シアノキット® …………………… 75
シアン化合物 ……………………… 41
シアン化水素 ……………………… 73
シーベルト(Sv) ………………… 125
自家製爆弾 ………………………… 169
時間差爆発 ………………………… 168, 170
持久性化学剤 ……………………… 42
自己防御 …………………………… 13
実効線量 …………………………… 125
疾病媒介生物 ……………………… 88
自動注射器 ………………………… 64
ジフェニルクロロアルシン ……… 42, 77
ジフェニルシアノアルシン ……… 42, 77
シプロフロキサシン投与法 ……… 105
ジベンゾ-1,4-オキサゼピン ……… 42, 77
シャッフルピット ………………… 141, 165
循環管理 …………………………… 59, 193
衝撃波 ……………………………… 168, 171
症候からの生物剤の推定 ………… 98
症候診断 …………………………… 98
消防機関における活動体系の一例 … 38
情報収集のチェック項目 ………… 6
ショートピックアップ …………… 17, 96

除染
　ウエット—— ……………………… 25
　屋外の—— ………………………… 57
　屋内の—— ………………………… 57
　簡易—— …………………………… 25
　乾式—— …………………………… 25
　湿式—— …………………………… 25
　集団—— …………………………… 25
　専門—— …………………………… 25
　地域の—— ………………………… 56
　ドライ—— ………………………… 25
　人の—— …………………………… 56
　病院前—— ………………………… 57
　水—— ……………………… 22, 66, 94
　——区域 …………………………… 9
　——資機材 ………………………… 132
　——対象 …………………………… 22
　——の証明・目標 ……………… 142
　——の優先順位 ………………… 56
　——ライン ……………………… 21
除染所の構成 ……………………… 21
除染所の設置 ……………………… 21
初動対応要員 ……………………… 1
白い粉 ……………………………… 33
神経剤 ……………………………… 41, 42
刺激/腐食-吸入症候群 …………… 42
心的外傷後ストレス障害 ………… 177

ず・せ

水痘 ………………………………… 102
青酸 ………………………………… 73
　——ガス …………………………… 75
生物剤・関連疾患のCDC分類 …… 88
生物学的線量 ……………………… 148
生物剤 ……………………………… 2
　——検知器 ………………………… 91
　——検知チケット ……………… 16
　——除染 …………………………… 33
　——の人体への侵入経路 ……… 89
　——曝露者への治療 …………… 98
　——曝露者の搬送 ……………… 98
生物毒 ……………………………… 109
セシウム134 ……………………… 152
セシウム137 ……………………… 152
前駆期 ……………………………… 144
閃光熱傷 …………………………… 160, 161
潜伏期 ……………………………… 146

そ

創傷汚染 ························ 121, 122, 149, 160
創傷と放射線 ·· 160
ゾーニング ·· 11
阻害薬 ·· 149
即席爆発装置 ·· 169
ソマン ·· 59

た

ダーティ爆弾 ··· 171
ターニケット ·· 179
第1類生物剤 ·· 87
体表面汚染 ·· 121
第四世代化学剤 ································· 3, 66
大量破壊兵器 ·· 86
タブン ·· 59
炭疽 ··· 104
　──菌ワクチン ····································· 106

ち

チオ硫酸ナトリウム ······························· 75
窒息剤 ·· 41, 71
注射炭疽 ·· 104
中性子線 ·· 124
腸管穿孔 ·· 173

つ・て

ツラレミア ·· 106
テロ・災害の徴候 ······································ 6
天然痘 ·· 100
電磁波 ·· 124
電磁パルス ·· 7

と

動員薬 ·· 150
等価線量 ·· 125
透過力の違い ·· 123
トキシドローム ····················· 46, 84, 183
毒素 ··· 109
　──中和剤 ··· 106
トリアージ ········ 18, 19, 20, 21, 50, 58,
61, 62, 70, 73, 74, 93, 96
トリコセシンマイコトキシン ·············· 113
トリニトロトルエン ······························· 168

な・に・ね・の

内部被ばく ·· 121
二次的仕掛け ·· 170
二次爆傷 ·· 171
日本中毒情報センター ···························· 197
熱傷 ··· 161

熱障害 ·· 160
ノックダウン症候群 ································· 42
ノビチョク ······························· 3, 59, 65

は

肺挫傷 ·· 173
バイナリー兵器 ··· 84
爆弾テロ ·· 168
爆傷 ··· 171
爆風圧 ·· 173
バックグラウンドレベル ······················ 126
バロトラウマ ·· 176

ひ

非荷電粒子線 ·· 124
鼻腔スメア ·· 127
　──の評価法 ······································· 138
非持久性化学剤 ··· 42
鼻疽 ··· 116
秘匿的攻撃 ··· 3, 89
ヒドロキソコバラミン ······························ 75
被ばく限度基準 ······································· 128
被ばく線量 ·· 145
標準的感染制御法 ····································· 91
びらん剤 ··························· 41, 42, 66
ピリドスチグミン ····································· 55

ふ

フィルターマスク ····································· 90
フィロウイルス ······································· 107
フォールアウト ······································· 121
物質・建物の除染法 ································· 94
ブドウ球菌エンテロトキシンB ·········· 111
ブニヤウイルス ······································· 107
フラー土 ·· 29
プラスチック爆弾 ··································· 168
プラリドキシムヨウ化物 ············· 61, 192

へ

米国炭疽菌テロ ······································· 105
ベクター ·· 88
ベクレル(Bq) ······································· 125
ペスト ·· 106
　──菌 ··· 86

ほ

防護のレベル ·· 55
放射性核種 ·································· 122, 157
放射性物質 ·· 121
　──の除染 ··· 138
　──を用いたテロ ··································· 2

索引

放射性プルーム ……………………… 121
放射線 ……………………………… 121
　──荷重係数 …………………… 125
　──測定機材 …………………… 130
　──被ばく ……………………… 122
放射線学的な境界線設定指標 ……… 134
暴動鎮圧剤 ………………………… 76
ホールボディカウンター …………… 127
ポケット線量計 …………………… 129
ホスゲン …………………………… 71
　──オキシム …………………… 66
発疹 ………………………………… 100
ホットゾーン …………………… 11, 12
ボツリヌス菌 ……………………… 110
ボツリヌス毒素 …………………… 110

ま・み・む・め

マールブルグ病 …………………… 107
マスタード ………………………… 66
　──ガス ……………………… 41, 84
マッコンキー寒天培地 ……………… 98
慢性放射線症候群 ………………… 147
無傷害（低致死性）化学剤 ………… 75
無能力化剤 …………………… 42, 75
免疫グロブリン …………………… 106

や・ゆ・よ

野兎病 ……………………………… 106
有機リン系殺虫剤 …………………… 42
郵便物
　炭疽菌混入の── …………… 119
　──への対応 ………………… 119
ヨウ化カリウム ……………… 150, 153
陽性荷電粒子線 …………………… 124
ヨウ素131 ……… 138, 149, 152, 155
ヨウ素予防 ………………………… 153
四次爆傷 …………………………… 171

り・る・れ

リシン ………………………… 109, 112
リスク ……………………………… 8
リスク・コミュニケーション ……… 100
粒子計測器 ………………………… 91
リンパ球数と推定被ばく線量 ……… 148
ルイサイト ………………………… 66
類鼻疽 ……………………………… 116
レベル
　──A …………………………… 14
　──B …………………………… 14
　──C …………………………… 14
　──D …………………………… 15

欧文索引

A

ABCDD ……………………………… 58
airborne transmission ……………… 98
all or nothing生物学的活性 ………… 73
AMPLE …………………………… 186
Anthrasil® ………………………… 106
anthrax …………………………… 104
Antidote Treatment Nerve Agent Autoinjector
　（ATNAA®） …………………… 64
auto-injector（AI） ………………… 64

B

barotrauma ……………………… 176
Bio Thrax® ……………………… 106
BSL ……………………………… 108
BZ ………………………………… 75

C

C4爆弾 …………………………… 168
Careight Triage …………………… 18

CBRNE
　──関連事案の初期通報，事例 ……… 6
　──テロ …………………………… 2
　──災害活動チェックリスト …… 10
Chemical Hazards Emergency Medical
　Management（CHEMM） ………… 50
　──Intelligent Syndrome Tool
　（CHEMM-IST） ………………… 50
chronic radiation syndrome（CRS） ……… 147
Clostridium botulinum ……………… 110
covert …………………………… 3, 89
CS ………………………………… 77

D

DABC ……………………………… 183
dirty bomb ……………………… 171
DM ………………………………… 77
dry decontamination ………………… 25
DUMBBELS ……………………… 65
DuoDote® ………………………… 64

E, F

electromagnetic pulse (EMP) ········· 7
first responder ································ 1
fourth generation agents (FGA) ····· 65
Francisella tularensis ····················· 106
fuller's earth ································· 29

G, H

GA ··· 59
GB ··· 59
GD ··· 59
GM管式表面汚染サーベイメータ ····· 129
gross decontamination ··················· 25
HEPAフィルター ····························· 90
HME ·· 169

I, J

IED ·· 169
improvised decontamination ··········· 25
intentional chemical disasters (ICD) ··· 78
JATEC ·· 175
JNTEC ·· 175

L, M, N

LC16m8ワクチン ··························· 102
LC$_{50}$ ·· 45
LD$_{50}$ ·· 45
MAC ··· 98
MARCH ··· 59
MARK I® ······································· 64
MTWHF ··· 65
NaIシンチレーションサーベイメータ
  ·· 129
Novichok ······································· 3

O, P

overt ·· 3, 89
PAM ····································· 61, 192
Personal Protective Equipment (PPE) ··· 9, 13
plague ··· 106
Primary Response Incident Scene
  Management (PRISM) ················· 20
  ——の"10ルール" ······················· 26
PSPS ·· 186
PTSD ··· 177

R

RAIN ··· 169

Raxibacumab® ······························· 106
Reactive Skin Decontamination Lotion
  (RSDL®) ···································· 31
Rinse-Wipe-Rinse ·························· 29

S

SEB ··· 111
severe acute respiratory syndrome (SARS)
  ·· 91
Simple Triage And Rapid Treatment ··· 19
SLUDGE ····························· 52, 60, 65
smallpox ······································· 100
standard precautions for infection control ··· 91
Staphylococcus aureus ···················· 111
sucker punch ································· 170
syndrome-based criteria ·················· 98

T

T2 ····································· 109, 113
technical decontamination ··············· 25
TNT ··· 168
toxin ·· 109

V

Variola
  ——virus ·································· 100
  ——major ································ 100
  ——minor ································ 100
VX ··· 59
  ——ガス ····································· 41

W, X, Y

weapons of mass destruction (WMD) ····· 86
wet decontamination ······················ 25
Wireless Information System for Emergency
  Responders (WISER) ················· 183
X線 ··· 124
Yersinia pestis ····························· 106

その他

3-キヌクリジニルベンジラート ··········· 75
α線 ··· 124
β線 ··· 124
  ——熱傷 ···································· 124
γ線 ··· 124

- **JCOPY** 〈(社)出版者著作権管理機構 委託出版物〉
  本書の無断複写は著作権法上での例外を除き禁じられています．
  複写される場合は，そのつど事前に，(社)出版者著作権管理機構
  （電話 03-5244-5088，FAX03-5244-5089，e-mail：info@jcopy.or.jp）
  の許諾を得てください．
- 本書を無断で複製（複写・スキャン・デジタルデータ化を
  含みます）する行為は，著作権法上での限られた例外（「私
  的使用のための複製」など）を除き禁じられています．大
  学・病院・企業などにおいて内部的に業務上使用する目的
  で上記行為を行うことも，私的使用には該当せず違法です．
  また，私的使用のためであっても，代行業者等の第三者に
  依頼して上記行為を行うことは違法です．

化学剤，生物剤，放射線・核，爆弾
CBRNE テロ・災害対処ポケットブック　　　　　ISBN978-4-7878-2420-2

2020 年 2 月 14 日　初版第 1 刷発行

旧書名　核・放射線，生物剤，化学剤，爆弾
　　　　NBC テロ・災害対処ポケットブック
　　　　2013 年 12 月 24 日　初版第 1 刷発行

編集主幹	箱崎幸也
編　　著	小井土雄一，作田英成，鈴木澄男，中村勝美
発行者	藤実彰一
発行所	株式会社　診断と治療社
	〒 100-0014　東京都千代田区永田町 2-14-2　山王グランドビル 4 階
	TEL：03-3580-2750（編集）　03-3580-2770（営業）
	FAX：03-3580-2776
	E-mail：hen@shindan.co.jp（編集）
	eigyobu@shindan.co.jp（営業）
	URL：http://www.shindan.co.jp/
表紙デザイン	株式会社ジェイアイプラス
イラスト	藤立育弘
印刷・製本	広研印刷株式会社

©Yukiya Hakozaki, 2020. Printed in Japan.　　　　　　　　　　　　［検印省略］
乱丁・落丁の場合はお取り替えいたします．